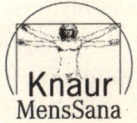

Knaur
MensSana

Über die Autorin:

Barbara Fedra, geb. 1956, ist Journalistin. Seit über 10 Jahren arbeitet sie als Heilerin und spirituelle Lebensberaterin und veranstaltet regelmäßig Themenabende über neue alternative Heilmethoden in München.

Barbara Fedra

Das Praxisbuch der Chakras

Wege zu mehr Lebenskraft und Lebensfreude

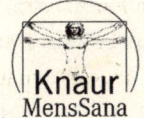

Knaur
MensSana

Besuchen Sie uns im Internet: www.droemer-knaur.de
Alle Titel aus dem Bereich MensSana finden Sie im Internet unter
www.knaur-mens-sana.de

Originalausgabe Oktober 2008
Copyright © 2008 Knaur Taschenbuch.
Ein Unternehmen der Droemerschen Verlagsanstalt
Th. Knaur Nachf. GmbH & Co. KG, München
Alle Rechte vorbehalten. Das Werk darf – auch teilweise – nur
mit Genehmigung des Verlags wiedergegeben werden.
Redaktion: Dr. Annalisa Viviani
Umschlaggestaltung: ZERO Werbeagentur, München
Umschlagabbildung: FinePic, München
Illustrationen: Heinrich Wagner
Satz: Adobe InDesign im Verlag
Druck und Bindung: GGP Media GmbH, Pößneck
Printed in Germany
ISBN 978-3-426-87336-6

2 4 5 3 1

Herr, gib mir
die Kraft zu verändern, was ich verändern kann,
gib mir die Geduld hinzunehmen,
was ich nicht ändern kann,
und gib mir die Weisheit, das eine
vom anderen zu unterscheiden.

Inhalt

Vorwort

Mit diesem Buch halten Sie einen wichtigen Schlüssel in der Hand – den Schlüssel zu Ihrer Gesundheit. Er öffnet Ihnen das Tor zu unseren wichtigsten Energiezentren, den sogenannten Chakras, die unser Wohlbefinden entscheidend beeinflussen. Geraten sie aus dem Gleichgewicht, fühlen wir uns schlecht, werden wir möglicherweise sogar ernsthaft krank.

Im Allgemeinen lassen Patienten die Blockaden ihrer Chakras von geistigen Heilern auflösen, deren Energiepotenzial über dem des Behandelten liegt. Und mit etwas Glück findet man auch einen Helfer, der in dieser Kunst bewandert ist.

Aufgrund meiner Ausbildung und meiner persönlichen Erfahrungen mit Energieheilungen, Yoga, Tai Chi und geistigen Übungen gelang es mir, ein System zu entwickeln, mit dem jeder Mensch sein eigener Heiler werden kann.

Zunächst geht es darum, die Störungen festzustellen, seien sie nun körperlicher oder psychischer Natur. Verursacht werden sie in der Regel durch Glaubenssätze, die uns subjektiv völlig berechtigt erscheinen, tatsächlich aber unser Leben negativ beeinflussen, weil sie zu einem energetischen Ungleichgewicht führen. Mit Hilfe dieser Diagnose und entspre-

chender Übungen ist es möglich, die innere Balance wiederherzustellen, um zu mehr Lebenskraft und Lebensfreude zu
gelangen.

Dabei wünsche ich Ihnen viel Vergnügen.

Einleitung

Jeder ist seines Glückes Schmied – dieses Sprichwort hat nichts an Aktualität eingebüßt, beinhaltet es doch die Erkenntnis, dass wir die alleinige Verantwortung für unser Leben tragen. Wir bestimmen, wie wir unsere Anlagen nutzen, welche Stärken wir ausleben, welche Schwächen wir korrigieren, damit sie uns nicht weiter die Tage vermiesen. So wurde dieser Spruch auch das Motto vieler Themenabende der »Glück-Schmiede«, eines Arbeitskreises, den ich nach meiner Ausbildung zur spirituellen Heilerin ins Leben gerufen habe.

Grundlage dafür bildeten die erfolgreichsten Techniken verschiedener Kurse, die ich besucht hatte, vor allem aber eigene Erfahrungen. Dabei hatte sich herausgestellt, dass Weiterentwicklung und Heilung nur stattfinden, wenn wir Wissen in Tun verwandeln und Gelerntes in den Alltag integrieren. Nur so können wir alte, untaugliche Verhaltensmuster durch neue ersetzen. Von nichts kommt nichts. Oder, wie ein guter Freund von mir stets mit leichtem Seufzen sagt: »Alles muss man selber machen.«

Recht hat er – bis auf den leidenden Unterton. Ich finde, es gibt nichts Schöneres, als das eigene Sein unter die Lupe zu

nehmen, es wie ein Mosaik Steinchen für Steinchen zu untersuchen, die guten zu behalten und die wertlosen gegen bessere auszutauschen. So gesehen sind wir alle Künstler, die ein
großartiges Bild erschaffen – das Bild unserer Persönlichkeit.
Jeder von uns hat die Kreativität und die Kraft dazu. Und
gibt es etwas Traurigeres als einen Menschen, der sich mit
seinem Sosein abgefunden hat? Sei es aus einem Gefühl der
Schwäche heraus, Bestehendes zu verändern, sei es aus
Selbstgefälligkeit, die ihm das Gefühl gibt, das Maß aller
Dinge zu sein. Statt einen Großteil unserer Energie ins Erfinden von Verschleierungstaktiken zu stecken, die uns besser
dastehen lassen (was wir manchmal dann sogar selbst glauben), lohnt es sich, ein wenig Aufwand zu treiben, um einmal
hinter unsere eigenen Kulissen zu schauen. Denn wer nicht
an sich arbeitet, an dem wird gearbeitet, zum Beispiel durch
Schicksalsschläge oder Krankheit.

Was mit dieser kühnen Behauptung gemeint ist, verdeutlicht
am besten ein Beispiel aus der Praxis. Eine Frau suchte meinen Rat, weil sie wiederholt unter Blasenentzündungen litt.
Die Ratschläge ihrer Ärzte – sie hatte in ihrer Not bereits
mehrere konsultiert – befolgte sie streng: Sie trank ausreichend Wasser, hielt sich »untenherum« warm, trug Strümpfe,
sobald es kühl wurde, aß fleißig Kürbiskerne, achtete streng
auf Hygiene, damit keine Keime in den Harnleiter wandern
konnten. Dennoch trat in mehr oder weniger kurzen Abstän-
den das unangenehme Brennen beim Wasserlassen auf. Kurz-
um, sie hatte alle erdenklichen Prophylaxemaßnahmen er-
griffen und wusste nicht mehr weiter. Vor allem aber war sie
besorgt, da ihr letzter Arzt meinte, eine weitere Blasenent-

zündung sei gefährlich, da auch die Nieren betroffen sein könnten, und das werde dann richtig unangenehm. Am Ende eines langen Gesprächs stellte sich heraus, dass die Frau schon seit Jahren immer wieder gesundheitliche Probleme hatte. Mal war es der Rücken, mal waren es Erkältungskrankheiten, vor allem Schnupfen – ein Zeichen dafür, dass sie die Nase voll hatte. Aber wovon? In ihrem Fall war es der Beruf, der sie unglücklich machte. Oder besser gesagt ihr Verhalten, das sie am Arbeitsplatz (und nicht nur dort) an den Tag legte. Ihr Chef hatte ganz offensichtlich eine sehr fragwürdige Art, seinen Unwillen zu zeigen, wenn er mit etwas nicht einverstanden war. Tagelang kümmerte er sich um nichts, ließ seiner Angestellten freie Hand, wies die Bitte um Anleitung mit einem »Sie machen das schon« ab, um bei der kleinsten Störung herumzubrüllen, seine Mitarbeiterin mit gezielten Rundumschlägen so abzukanzeln, dass sie an sich und der Welt verzweifelte. Eine Kündigung kam für sie nicht in Betracht. Als Frau kurz vor dem Rentenalter, die für sich selbst aufkommen muss, hatte sie Angst, arbeitslos zu werden. Das konnte sie sich nicht leisten.

Ihr blieb also nichts anderes übrig, als ihre Situation genauer zu analysieren. Dabei stellte sich heraus, dass diese Angestellte ständig Überstunden machte aus Angst, ihre Leistungen könnten nicht genügen – ein Glaubenssatz, den sie seit ihrer Kindheit mit sich herumschleppte wie andere ihre Teddybären. Ihm lag zugrunde, dass ihr Vater sogar an ihr herumnörgelte, wenn sie im Zeugnis statt der erwarteten Eins »nur« eine Zwei hatte. Und ihr Arbeitgeber hatte sie mit seinen kraftvollen Worten darin bestärkt, eine Versagerin zu sein.

Tatsache war aber, dass eine Einzelperson den ganzen Arbeitswust unmöglich bewältigen konnte – weshalb sie natürlich ständig in Verzug war. Völlig schuldlos. Dennoch fühlte sie sich dafür verantwortlich. Dazu kam, dass sie es nicht wagte, ihren Chef um konkretere Instruktionen zu bitten, um nicht als Dummerchen dazustehen. Die Folge war mitunter fieberhaftes statt überlegtes Handeln, bei dem jeder Handgriff zu dem erwünschten Ziel führt. Sie verschwendete also in der Tat kostbare Zeit.

Und was tut der Körper, wenn er sich hoffnungslos überfordert fühlt? Das weiß jeder, der über einen längeren Zeitraum unter Stress gestanden hat: Er wird krank und sei es eine harmlose Grippe, die ihn aufs (geruhsame) Krankenlager wirft. Jetzt hätte der Mensch Gelegenheit, darüber nachzudenken, ob vielleicht ein kleiner Kurswechsel angebracht wäre.

Auch im Fall dieser Frau hatte es mehrere kleine »Warnschüsse« in Form von Erkältungen und anderen harmlosen Störungen gegeben. Aber die Botschaft blieb ungehört. Kaum hatte sie sich halbwegs auskuriert, erschien sie in alter Frische, aber von ihrer inneren Haltung her unverändert am Arbeitsplatz.

Ein Teufelskreis, der schließlich zu ihrem Blasenleiden führte, das sie – aus Angst vor ernsthaften Konsequenzen – endlich dazu brachte, einmal genauer hinzuschauen. Im Gespräch erkannte sie, dass möglicherweise ein Zusammenhang zwischen ihrem Glaubenssatz »Ich leiste nicht genug« und der Erkrankung bestand, und dass ein verändertes Verhalten im Idealfall die Krankheit als Warnsignal überflüssig machte.

Ich schlug ihr vor, den Stier bei den Hörnern zu packen – in diesem Fall ihren cholerischen Chef. In einem ruhigen Gespräch sollte sie ihm die Arbeitssituation erläutern: dass ihr Aufgabengebiet zu breit gestreut sei, um es allein zu bewerkstelligen; dass sie gerne bereit sei, auch mal länger zu bleiben, um Unerledigtes aufzuarbeiten, dafür aber einen Freizeitausgleich erwarte. Auch auf seine Verbalattacken sollte sie ihn ansprechen und um einen freundlicheren Umgangston bitten. Die Vorbereitung auf dieses Gespräch stellten ein paar Übungen dar, die Sie im Lauf dieses Buches noch kennenlernen werden. Sie sollten dieser Frau vor allem klarmachen: dass sie ein wertvoller Mensch ist und dass es völlig ausreicht, sein Bestes zu geben, denn Übermenschliches ist im Bereich der Fabeln anzusiedeln.

Nach nur wenigen Wochen gezielter Übungen und einem klärenden Gespräch mit ihrem Vorgesetzten gehörten die Blasenentzündungen der Vergangenheit an. Die Frau hatte die Lektion, die ihr die Krankheit erteilen wollte, gelernt: Sie war sich ihres Wertes bewusst geworden. So gesehen macht es Sinn, sich im Fall von Krankheiten zu fragen, was sie uns eigentlich sagen wollen. Die Antwort ist meist, dass wir entweder vergessen haben, wer wir sind, oder es noch nie erfahren haben.

Die meisten von uns empfinden es als ausgesprochen unfair, wenn sie von Schicksalsschlägen gebeutelt werden. Dabei können Krisen, wie der oben erwähnte Fall zeigt, produktive Prozesse sein. Man muss ihnen nur den Beigeschmack der Katastrophe nehmen. Das ist weit mehr als nur ein Bonmot des Schweizer Schriftstellers Max Frisch. Es ist die Wahrheit.

So gesehen sind Krankheiten – so unangenehm und lästig sie sein mögen – stets eine Chance, gestärkt aus der Situation herauszukommen, in jedem Fall aber um eine wichtige Erfahrung reicher.

Doch wir müssen nicht den harten Weg über Krankheiten gehen, um schlauer zu werden. Es gibt auch eine sanfte Methode: jahrtausendealte Weisheiten kombiniert mit den neuesten Methoden der Moderne, wie sie dieses Buch vermitteln will. Diese faszinierende Mischung ist eine echte Chance, Wege zu mehr Lebenskraft und Lebensfreude zu finden. Im Doppelpack sind sie unschlagbar: Sie stärken unser Immunsystem, schaffen somit die besten Voraussetzungen, um Krankheiten vorzubeugen oder leichter damit fertig zu werden, und »pushen« unsere Psyche, so dass wir Unannehmlichkeiten leichter ertragen können. Das lernte ich während meiner Ausbildung, die nicht nur umfassend, sondern auch sehr spannend war.

Dabei ging es mir zunächst gar nicht darum, Heilerin zu werden. Als Mutter von drei kleinen Mädchen saß ich immer wieder am Krankenbett eines meiner Lieblinge und wunderte mich maßlos, warum sie trotz aller Liebe, größter Fürsorge, bester Biokost immer wieder kränkelten, auch wenn es sich nie um etwas Ernstes handelte – um Kinderkrankheiten wie Windpocken, Keuchhusten, Mumps und Masern. Dazwischen Erkältungen, begleitet von eitrigen Mandeln, Schnupfen und Bronchitis. Meist half die Homöopathie weiter. Aber als meine Zwillinge Ohrprobleme bekamen, sogar operiert werden mussten, fragte ich einen Spezialisten, wie ich denn dafür sorgen könnte, dass sie nicht so oft erkrankten. Er antwortete mir: »Geben Sie Ihnen eine Tablette Paracetamol.« Was bitte hatte die Verabreichung eines Schmerzmittels mit Prophylaxe zu tun? Das konnte er mir auch nicht erklären, vermutlich, weil er in der Ambulanz seines Krankenhauses ohnedies schon überlastet war und mich schnell loswerden wollte. Das verstand ich. Vor allem aber hatte ich begriffen, dass niemandem das Wohl meiner Kinder so sehr am Herzen lag wie mir selbst. Also fing ich an, mich zu informieren. Was verursacht Krankheit? Was kann man dagegen tun? Schließlich landete ich nach vielen Umwegen im Kurs eines erfahrenen Heilers. Er verstand es aufs Beste, Zusammenhänge zwischen feinstofflichen Energien und Heilung herzustellen, und lieferte schlüssige Erklärungen, die ich, ein ausgesprochener Kopfmensch und von Hause aus skeptisch, gut nachvollziehen konnte.

Natürlich ging es in erster Linie darum, eine fundierte Ausbildung zu erhalten, um anderen Menschen helfen zu können, die mit ihren Problemen nicht allein zurechtkamen. Doch sehr bald wurde mir klar, dass jeder Mensch im Grunde sein eigener Heiler sein kann. Vorausgesetzt, er hat dieselben Informationen wie ich. Und so fragte ich denn immer wieder: »Wenn ich das bei anderen mache und es wirkt, müsste es doch auch mir helfen?« Die Antwort war jedes Mal zu meiner vollen Zufriedenheit: Ja, das sei möglich.

Die Ergänzung, dass es darum aber gar nicht gehe, weil man damit kein Geld verdiene, gefiel mir allerdings weniger, auch wenn sie vermutlich als Scherz gemeint war. Es gibt in der Tat ganz wunderbare Menschen, die über Energien und Gespür verfügen und diese Talente zum Wohl der Menschheit einsetzen. Dass sie dafür Geld verlangen und meist auch bekommen, ist nur gerecht. Schließlich ist auch Geld nichts anderes als gebündelte Energie, die ein Hilfesuchender im Gegenzug für gespendete Energie des Heilers gibt, und sei es nur seine Zeit und Aufmerksamkeit. Und schließlich muss auch ein Heiler von irgendetwas leben. Darüber hinaus ist es bei kurzfristigen Störungen sicher angenehm, sich von außen Unterstützung zu holen, um möglichst schnell wieder auf die Beine zu kommen.

Aber ganz ehrlich: In den meisten Fällen sind Energiebehandlungen nur kurzfristige Erfolge beschert. Selbst wenn sich der Behandelte eindeutig besser fühlt, vielleicht sogar eine Zeitlang ohne Befund ist, tauchen die Probleme oft erneut wieder auf, wenn auch vielleicht in anderer Gestalt. Ähnlich der Symptombehandlung in der Medizin, bei der beispielsweise ein Schmerzmittel zwar die Migräne lindert, sie aber nicht heilt. Denn der Ursache der Beschwerden kommt man so nicht auf die Schliche, kann sie also auch nicht beseitigen. Das wird Ihnen jeder Kopfschmerzgeplagte bestätigen. Nun ist es zwar sicher besser, hin und wieder die Medikamentennotbremse zu ziehen, als von Schmerz geplagt den Tag zu meistern. Aber eine echte Lösung ist es nicht.

Hinzu kommt, dass offenbar auch der Einsatz von Energie, ähnlich wie verschiedene Medikamente in der Schulmedizin, bei etlichen Menschen Abhängigkeit erzeugt. Ich habe oft festgestellt, dass die Hilfesuchenden regelrecht süchtig wurden nach den Behandlungen. Reiki-Meister, Energieberater und geistige Heiler mutierten in den Augen der Betroffenen zu »Wunderwuzzis«, ohne deren Unterstützung sie oft nur noch kurze Zeit allein zurechtkamen. Das ist leicht zu erklären: Wird von außen feinstoffliche Energie zugeführt, bessert sich der Zustand meist schon nach der ersten Sitzung. Und dass ein geübter Heiler dazu in der Lage ist, wurde weltweit in vielen Versuchen demonstriert. (Dass die meisten Naturwissenschaftler diese Untersuchungen nicht zur Kenntnis nehmen, macht die Darlegung nicht weniger interessant.) Bleibt es allerdings bei der bloßen Energiezufuhr, ohne dass die Ursache der Beschwerden ermittelt und folglich beseitigt wird, ist die Heilung natürlich nicht von Dauer.

So hatte ich denn nach meiner Ausbildung etliche Instrumentarien zur Verfügung, mit denen man den Gesundheitszustand positiv beeinflussen kann. Dazu die Information, dass jeder sein eigener Heiler sein kann, und die Erfahrung, dass keine Zufuhr von Heilenergie für die Ewigkeit hält. In einer Meditation wurde mir von meinen geistigen Helfern gesagt, diese drei Stränge zu koppeln und ein Programm zu entwickeln, das jedem die Möglichkeit geben sollte, sich selbst zu helfen. Es sollte ebenso einfach wie effizient sein und sowohl bei akuten Beschwerden helfen als auch als Prophylaxe dienen, um die eigene Konstitution zu stärken.

Nach einigen Monaten war es so weit. Die Mischung war fertig. Und natürlich erprobte ich sie zunächst einmal an mir selbst (und tue das noch heute.) Das Ergebnis war durchaus beachtlich. Meine jahrzehntelangen Rückenbeschwerden verschwanden, meine Verdauung, an der ich chronisch litt, normalisierte sich. Vor allem aber begeisterte es mich, dass ich zunehmend ausgeglichener wurde. Ich fühlte mich mit beiden Beinen auf dem Boden, ganz in der Mitte meines

Seins, und auch meine sensorischen Fähigkeiten verbesserten sich. Mit einem Wort: Ich fühlte mich pudelwohl.

Nun ist es ja eine Tatsache, dass der Glaube Berge versetzen kann. Sollte ich möglicherweise dem Placeboeffekt aufgesessen sein? Da es mir so gut wie selten zuvor ging, wäre mir das eigentlich egal gewesen, nach dem Motto »Wer heilt, hat recht«. Aber das Programm sollte ja auch anderen Menschen helfen. Und die hatten Anspruch auf etwas Wirkungsvolleres als ein wenig Hokuspokus.

Also erzählte ich den Teilnehmern meiner »Glück-Schmiede«, die sich einmal im Monat trafen, von meiner Methode und schlug ihnen vor, sie nach und nach damit vertraut zu machen. An sieben Abenden stellte ich die möglichen Problembereiche vor, erläuterte die Zusammenhänge zwischen körperlichen, psychischen und geistigen Symptomen, und gemeinsam machten wir die dafür vorgesehenen Übungen. Zur Erinnerung erhielten alle ein kleines Skript, damit sie die Bewegungsabläufe zu Hause in Ruhe nachlesen und weiter praktizieren konnten. Nach nur wenigen Monaten stellten wir fest, dass vor allem jene vom Programm profitierten, die wie ich regelmäßig übten. Aber auch wer nur an den Abendzusammenkünften teilnahm, gab an, sich danach entspannter zu fühlen.

Und so entstand dieses Buch – als Hilfestellung für Menschen, die ihr Wohlbefinden selbst in die Hand nehmen wollen. Weder kann noch soll es ärztliche Hilfe ersetzen, aber mit den folgenden Anleitungen wird jeder seine ganz speziellen Schwachstellen herausfinden. Seien sie körperlicher, psychischer oder geistiger Natur. Und das Beste daran: Es kostet

Sie keinen Cent, nur ein wenig Zeit, um Ihren ganz persönlichen Stolpersteinen auf die Schliche zu kommen und sie
mit Hilfe der Übungen aus dem Weg zu räumen. Im Gegenzug erhalten Sie mehr Lebenskraft und Lebensfreude, sind in
der Lage, mit allem fertig zu werden, was auf Sie zukommt,
endlich das Leben zu führen, von dem Sie immer geträumt
haben – gesund, erfüllt und glücklich.

Was sind Chakras?

Man kann sie nicht sehen, nicht riechen, nicht hören, nicht schmecken und nicht fühlen. Doch zu behaupten, sie seien nicht existent, nur weil wir sie mit unseren fünf Sinnen nicht wahrnehmen können, ist ungefähr so logisch wie zu sagen, es gebe keine Atome, die sich ja auch unserer Wahrnehmung entziehen. Dennoch liefern sie Energie, wie jedes Atomkraftwerk bestätigt. Und so ist das auch mit den Chakras, den Energiezentren unseres Seins.

Seit Jahrtausenden ist ihre Existenz bekannt. Zumindest im Osten, wie etwa in Indien, der diese Energiewirbel in der Schrift der heiligen Männer, dem Sanskrit, mit melodischen Namen wie Muladhara belegt, was so viel heißt wie Wurzel und für unser erstes Energiezentrum steht. Chakra bedeutet im Sanskrit Rad oder Wirbel.

Und tatsächlich befinden sich diese Strudel oder Wirbel in einer ständigen, wenn auch scheinbar unmerklichen Drehbewegung. Diese Energiezentren versorgen den Menschen wie ein verborgener Tank mit der lebenswichtigen göttlichen Energie, die unter anderem auch als Chi, Ki, Prana oder Biophotonen bekannt ist. Große Meister nutzten diese Kraft für die Weiterentwicklung ihres Bewusstseins, und die Menschen suchten ihren Rat. Immer auf der Suche nach dem höchsten Gut: Gesundheit.

Wie viele Chakras es gibt, weiß niemand genau zu sagen. Aber um ein zufriedenes, erfülltes Leben voll Gesundheit zu führen, reicht es, die sieben Hauptchakras zu berücksichtigen, die für die wesentlichen Lebensthemen der Menschen sowohl auf körperlicher, psychischer als auch geistiger Ebene verantwortlich sind.

Verbunden sind diese Chakras über die sogenannte Kundalini, eine Art Energiesäule, die keineswegs nur bloße Einbildung meditierender indischer Asketen ist. Wissenschaftler haben herausgefunden, dass sie, erweckt man sie mit gezielten Übungen zum Leben, gleich einer Schlange emporsteigt und ein neues, extrem leistungsfähiges Versorgungszentrum für den Menschen darstellt. In jedem Fall steigert die Kundalini-Energie die Leistungskraft und das allgemeine Denkvermögen.

Wie es scheint, wusste auch die abendländische Kultur um diese Energieräder. Zumindest findet man bei der Darstellung von Heiligen stets eine Art Schein um deren Häupter, der vergleichbar ist mit der Ausstrahlung des höchsten Chakras im Menschen, dem sogenannten *Kronen-Chakra*, das um so stärker leuchtet und arbeitet, je größer das Bewusstsein des Betreffenden ist.

Aber vermutlich haben auch Sie schon über Chakras gesprochen, ohne sich dessen bewusst gewesen zu sein. »Der hat vielleicht Schiss gehabt« ist ein Satz, der bestens beschreibt, wenn jemand kein stabiles *Wurzel-Chakra* besitzt. »Das ist mir an die Nieren gegangen« entspricht der Blockierung des

Sakral- oder *Milz-Chakras.* »Dem ist wohl eine Laus über die Leber gelaufen« steht für jemanden, dessen *Solar-Chakra* aus dem Gleichgewicht ist. »Nimm dir das nicht so zu Herzen!«, raten wir einem Menschen, wenn ihm die Störung seines *Herz-Chakras* zu schaffen macht. »Mir sind die Worte im Hals steckengeblieben«, sagen Sie vielleicht und geben damit zu erkennen, dass Ihr *Kehl-Chakra* blockiert ist. »Das macht mir Kopfzerbrechen« verrät dagegen, dass das *Stirn-Chakra*, das *Dritte Auge*, nicht optimal arbeitet. Und wenn sich jemand benimmt, als sei er »von allen guten Geistern verlassen«, dann ist dessen *Kronen-Chakra* von der universellen geistigen Energie abgetrennt, die uns zu mehr Bewusstsein verhilft. Sieben Aussagen, die jeder kennt, und sieben Befindlichkeiten, die zeigen, dass mit den sieben Hauptenergiezentren unseres Körpers, den Chakras, etwas nicht in Ordnung ist. Dann ist es höchste Zeit, sie genauer unter die Lupe zu nehmen.

Die wichtigsten Fragen rund um die Arbeit mit den Chakras

Während wir uns zur »Glück-Schmiede« trafen, wurden mir von meinen Gästen natürlich immer wieder Fragen gestellt. Schließlich ist es für die meisten nicht einfach, das Unsichtbare zu akzeptieren. Ich habe mich bemüht, nach bestem Wissen im Rahmen meiner Erfahrungen zu antworten. Um auch Ihnen den Einstieg in die Analyse der Chakras zu erleichtern, hier die wichtigsten Erklärungen auf einen Blick:

Woher wussten die Inder von der Existenz der Chakras?

Es waren die Sensitiven und Hellsichtigen unter ihnen, die diese Energiewirbel sehen und darin eine Verbindung zwischen der physischen Welt der Menschen und der geistigen Welt erkennen konnten. Zudem fanden sie heraus, dass jedes Chakra eine ganz besondere Aufgabe übernimmt und Störungen die Gesundheit stark beeinträchtigen. Diese Erkenntnisse fanden vor Tausenden von Jahren Eingang in die Aufzeichnungen von Heilkundigen. Sie bezogen dieses Wissen in ihre Behandlungen mit ein. Und die Erfolge gaben ihnen recht.

Warum werden den Chakras bestimmte Farben zugeordnet?

Es waren ebenfalls Menschen mit besonderen Begabungen, die jedes Chakra in einer bestimmten Farbe leuchten sahen. Darauf musste man vertrauen – bis mit modernen Apparaturen nachgewiesen werden konnte, mit wie vielen Hertz die einzelnen Energiezentren rotieren. Diese Zahl entsprach ziemlich genau der Wellenlänge der jeweiligen Chakra-Farben.

Welche Bedeutung haben die Chakras für die Menschen?

Auf der körperlichen Ebene versorgen sie unsere Organe, Drüsen, ja das gesamte Zellsystem mit der für uns lebensnotwendigen universellen Energie. Daher ist es nicht übertrieben zu sagen, dass das Zusammenbrechen einzelner Chakras zu Krankheitserscheinungen und der Ausfall mehrerer Energiezentren sogar zum Tod führen. Da sie zudem Mittler zwischen der geistigen und der irdischen Welt sind, sind sie auch für unser seelisches Wohl verantwortlich. Auch hier ist jedes einzelne Chakra für bestimmte Bereiche zuständig, und lang anhaltende Störungen haben zwangsläufig fatale Auswirkungen auf unser Lebensgefühl. Das können lähmende Ängste sein, der Verlust der Lebensfreude, Mangel an Selbstwertgefühl, die Unfähigkeit zu lieben und vieles mehr.

Sind alle sieben Chakras gleich wichtig?

Ja, denn jedes Chakra hat seine klar umrissenen Aufgaben. Zudem sind sie über eine Art Energieachse, die »Kundalini«, verbunden. Schwächelt eines der Chakras, kann das die darüberliegenden in ihrer Wirkungsweise beeinträchtigen. Außerdem sind die einzelnen Chakras zusätzlich über Energie-bahnen, Nadis genannt, verbunden. Auch hier gilt: Hat das eine Funktionsstörungen, lässt meist auch der Kollege zu wünschen übrig. Allerdings unterscheiden sie sich in ihrer Wirkungsweise. Die ersten drei (Wurzel-, Sakral- und Solar-Chakra) übernehmen mehr körperliche als geistige Aufgaben, weswegen sie durch körperliche Übungen besonders gut un-terstützt werden können. Das Herzchakra, als vierte Station auf der Kundalini, nimmt eine Sonderstellung ein: Es ist eine Art Dreh- und Angelpunkt, und eine Störung beeinträchtigt alle anderen, da es mit allen verbunden ist. Kehl-, Stirn- und Kronen-Chakra sind primär für unsere Geisteskraft und das Bewusstsein verantwortlich, weshalb sie besonders dankbar für Unterstützung über die mentale Ebene sind.

Kann ein Heiler durch dreifaches Fingerschnippen ein Cha-kra umpolen?
Mir ist kein einziger Fall bekannt, bei dem Fingerschnippen etwas bewirkt hätte, und ich würde das nicht einmal machen, um die Aufmerksamkeit eines Kellners auf mich zu lenken. Sollte sich aber die Freundin, die Ihnen das erzählt hat, da-nach besser fühlen, lassen Sie sie bitte in dem Glauben. Denn auch der kann die Selbstheilungskräfte eines Menschen we-cken, wie Placebos zeigen. Nur darauf kommt es an. Und was das Umpolen angeht: Das würde ja bedeuten, dass wir bloße Marionetten sind, die jeder x-beliebige Mensch nach seiner Pfeife tanzen lassen kann. Tatsache ist, dass unser Chakren-system bei jedem Menschen individuell anders aussieht. Der eine ist etwas mutiger, dafür nicht so gefühlsbetont. Ein an-

derer ist zu großartigen geistigen Leistungen fähig, aber etwas schwach auf der Brust. Tatsächlich gibt es Heiler, die über eine so balancierte Energie verfügen, dass sie den Zustand der Chakras positiv beeinflussen und zumindest vorübergehend wieder auf Kurs bringen können. Aber aus einem kampfesmutigen Mann macht niemand ein lammfommes Männchen. Und ein guter Heiler würde das auch gar nicht erst anbieten. Schließlich geht es darum, aus unseren natürlichen Anlagen das Beste zu machen und Schwächen entsprechend auszugleichen.

Kann man die Chakras vorbeugend unterstützen?
Unbedingt! Wehret den Anfängen ist auch hier ein gutes Motto. Hinzu kommt, dass es einem sehr viel leichter fällt, Leibes- und Geistesübungen zu praktizieren, wenn es einem rundum gut geht. Sollte überraschend eine Krise auftreten, fühlt man sich ihr besser gewachsen, statt erst dann mühsam in die Materie einzusteigen, wenn einen ganz andere Dinge belasten.

Wie lange sollte man üben?
Das kommt darauf an. Alle Übungen der »Glück-Schmiede« sind wie eine Art Baukastensystem angelegt. Man macht, wozu man Zeit und Lust hat. Am Anfang kann ein wenig Selbstdisziplin allerdings nicht schaden. Denn je regelmäßiger die »Anwendungen« sind, desto größer ist der Erfolg. Und der ist die beste Motivation, um bei der Stange zu bleiben. Meine Erfahrungen haben auch gezeigt, dass nur selten alle unsere Problemzonen zur selben Zeit Alarm schlagen.

Daher hat man genügend Kapazitäten frei, um sich auf das Wesentliche zu konzentrieren.

Muss man alle Übungen zu einem Chakra machen, wenn es nicht im Gleichgewicht ist?

Nein. Die verschiedenen Übungen sind nur ein Angebot. Es reicht völlig, sich für eine zu entscheiden und sie konsequent durchzuführen. Am besten wählt man die, bei der man sich am wohlsten fühlt. Gut ist allerdings, wenn man ergänzend noch mit einer der passenden Affirmationen meditiert. Das unterstützt den Entwicklungsprozess.

Worauf muss man bei der Meditation achten?

Sie brauchen dazu Stille, einen Platz, an dem Sie sich geborgen fühlen, und wenigstens fünf Minuten, in denen Sie völlig ungestört sind. Länger hält man zu Anfang die nötige Konzentration ohnedies nicht durch. Sorgen Sie dafür, dass der Raum frisch gelüftet ist, und machen Sie zu Beginn die Übung der verbundenen Atemzüge von Seite 122. Das hilft Ihnen, Ihren Atem ruhig und gleichmäßig fließen zu lassen und das Gedankenkarussell abzuschalten. Wenn sich das Hirn dennoch wieder meldet, lassen Sie die Gedanken ruhig kommen und wieder gehen. Üben Sie keinen Zwang aus, das bringt nichts. Aber gehen Sie den Gedanken auch nicht weiter nach. Lassen Sie sie ziehen. Es ist, als würden Sie auf dem Grund des Meeres sitzen, und über Ihnen fahren Schiffe. Sie sehen nur den Rumpf und wie sich die Schiffe entfernen. Genauso ist es mit Ihren Gedanken. Auch dieses Bild ist hilfreich, wenn man sich auf eine Meditation einstimmen will. Und dann wiederholen Sie immer wieder, ganz ruhig, Ihre Affirmation. Oder stellen Sie sich vor, Sie baden in der Farbe, die dem Chakra entspricht, das Sie energetisieren wollen. Auch das ist Meditation – ein Weg zu sich selbst.

Wie stelle ich fest, ob eine Chakra-Störung bei mir zu psychischen Problemen geführt hat?

Die psychischen Symptome sind in der Tat schwieriger zu ermitteln als die körperlichen. Zum einen verlangen sie absolute Ehrlichkeit sich selbst gegenüber. Aber sogar das reicht oft nicht, denn wir haben sogenannte blinde Flecken. Das sind jene Eigenheiten, die uns selbst nicht bewusst sind. Doch zum Glück haben wir ja unsere Mitmenschen. Gute Freunde sagen einem auch die Wahrheit, selbst wenn sie vielleicht unangenehm ist. Deshalb kann man die Liste mit den psychischen Erscheinungsformen auch mit jemandem durchgehen, der einem nahesteht. Genauso hilfreich ist es, zu erforschen, welche Psychodaten einem besonders unangenehm an anderen auffallen. Meistens sind das die Charakterzüge, die auch uns selbst eigen sind. Oft unterdrücken wir sie nur, weil wir sie als derart negativ empfinden, dass wir sie nicht wahrhaben wollen. Dennoch sind sie da. Das hängt mit dem sogenannten Spiegelgesetz zusammen. Es bedeutet, dass uns unsere Mitmenschen durch ihr Verhalten einen Spiegel vorhalten, in dem wir uns selbst erkennen. Das ist eine wichtige Hilfe auf dem Weg zur Erkenntnis über uns selbst.

Warum müssen wir so viele Lernaufgaben in unserem Leben lösen?

Sagen Sie denn nicht auch Ihren Kindern, wenn sie über die Schule und die vielen Hausaufgaben nörgeln, dass Sie es gut mit ihnen meinen und sie dankbar sein sollten, etwas lernen zu dürfen, um es im Leben zu etwas zu bringen? Unser Aufenthalt auf diesem Planeten ist nichts anderes als eine Art Schulbesuch. Wir wachsen durch die an uns gestellten Herausforderungen, erweitern unser Bewusstsein, fördern unsere Entwicklung. So gesehen sollten wir ruhig auch dankbar sein für die scheinbar so schwierigen Probleme. Genauso wie für die »Pausen«. Sie sind die wohlverdienten Ruhebänkchen zwischen den Lektionen unseres Lebens. Genießen Sie sie!

Wieso können die Chakras ihre Funktion versagen, wenn sie eine göttliche Kraft darstellen?

Jedes Betriebssystem, und sei es noch so ausgeklügelt, ist störungsanfällig. Das gilt auch für unsere Chakras. Wären sie völlig immun gegen Beeinträchtigungen – wo bliebe unsere Chance auf Weiterentwicklung? Außerdem versagen sie nicht von heute auf morgen ihre Dienste. Es bedarf eines längeren Zeitraums, und normalerweise geben sie viele kleine »Warnschüsse« ab, ehe es zu ernsthaften Störungen kommt. Aber genau davor sollen die Übungen Sie ja bewahren.

Wodurch geraten die Chakras aus der Balance?

Meiner Erfahrung nach ist das auf negative Gedanken zurückzuführen, die wir über uns selbst und die Welt hegen. Man nennt das auch Glaubenssätze. Ein derart unseliger

Glaubenssatz kann zum Beispiel sein: »Alle Männer in unserer Familie bekommen Prostatakrebs.« Hat man ihn als kleiner Junge oft genug gehört, wird er zum festen Bestandteil des Gedankenguts. Das wiederum hat Auswirkungen auf die Psyche. Denn was wird wohl in so einem Jungen vorgehen, sobald er zum Mann gereift ist? Er wird so lange Angst haben, an Prostatakrebs zu erkranken, bis dieses Leiden schließlich tatsächlich diagnostiziert wird. Darin sind sich inzwischen selbst die meisten Schulmediziner einig, dass ständige Ängste körperliche Auswirkungen haben können. Und selbst wenn er nicht an Prostatakrebs erkrankt, vergällt ihm die Sorge vielleicht jegliche Lebensfreude, bis er schließlich, sagen wir mit fünfundachtzig Jahren, ohne ernsthaften Befund sanft entschläft. Oder aber dieser Mann lässt seine negative Programmierung aus der Kindheit endlich hinter sich und erkennt den Glaubenssatz als das, was er ist: eine Aneinanderreihung von Wörtern, die ein paar Erwachsene sorglos vor sich hin geplappert haben, ohne zu ahnen, was sie damit bei dem kleinen Jungen anrichten. Denn ich bin fest davon überzeugt, dass die Kraft unserer Gedanken mächtiger ist als der Körper. Und selbst wenn Vater und Großvater denselben Befund hatten, heißt das noch lange nicht, dass auch der Sohn daran erkranken wird.

Der »wissenschaftliche« Beweis für die Existenz der Chakras
Dass die Existenz von Chakras auch außerhalb spiritueller Kreise zunehmend ernst genommen wird, ist einem Mann zu verdanken, der sich jahrzehntelang mit diesen Energiezentren beschäftigt hat: dem japanischen Arzt, Philosophen,

Shinto-Priester des Tanamitsu-Schreins und Parapsychologen Dr. Hiroshi Motoyama (Jahrgang 1925). Während seiner täglichen Yogaübungen stellte er bereits vor mehr als vierzig Jahren fest, dass es um die Wirbelsäule herum eine Kraft gibt, die sich wie heißes Wasser im Körper ausbreitet. Vor allem aber machte er damals die Erfahrung, dass die Aktivierung dieser Kräfte seinen Gesundheitszustand wesentlich verbesserte.

Als er später an der Universität von Tokio Vorlesungen hielt und seinen Studenten von seinen Experimenten berichtete, glaubten sie ihm kein Wort, denn aus ihrer rein rationalen Sicht gab es dafür keine Erklärung. Nach eigenen Aussagen nahm er sich deshalb vor, seine persönlichen Erfahrungen über den Fluss der Lebenskraft mit naturwissenschaftlichen Beweisen zu untermauern. Zunächst entwickelte er, der in jungen Jahren auch Elektroingenieurstechnik studiert hatte, eine Apparatur, mit deren Hilfe man die Strömungen der Meridiane untersuchen kann, wie sie in der Akupunktur seit Jahrtausenden bekannt sind. Er nannte sie AMI, eine Abkürzung für Apparat zur Messung der Meridianfunktionen und ihrer Entsprechung der Inneren Organe. Etwa drei Jahre später entstand seine Chakra-Maschine. In Experimenten mit Yogis, Tai-Chi-Meistern und anderen Probanden, die sich auf die Aktivierung der biologischen und geistigen Lebenskraft mit Hilfe von körperlichen Übungen und mentalen Techniken verstanden, fand er heraus, dass ein durch Übungen aktiviertes Chakra-Licht in Form von kleinsten Teilchen, den sogenannten Photonen, abstrahlt. Je besser ein Chakra entwickelt ist, desto mehr Licht strahlt es aus und beeinflusst so positiv den Energiefluss entlang den Akupunkturmeridianen, die mit dem jeweiligen Chakra und den entsprechenden Organen in Verbindung stehen. So hatte der japanische Wissenschaftler, der weltweit zu Forschungen und Vorträgen eingeladen wird, einen entscheidenden Beitrag geleistet, die Wirkungsweise und Bedeutung der Chakras für unsere Gesundheit auch jenen zugänglich zu machen, die lieber der Wissenschaft als den Erfahrungen spiritueller Meister vertrauen.

Die Kunst der Affirmation

Als ich den Teilnehmern der »Glück-Schmiede« gerade erläutern wollte, wie unglaublich hilfreich es sei, unbalancierte Chakras mit Hilfe von Affirmationen ins Gleichgewicht zu bringen, meldete sich eine Frau zu Wort.

Anne erzählte, sie habe bereits vor Jahren regelmäßig Übungen zu diesem Thema gemacht. Ihr damaliger Therapeut habe ihr, sozusagen als eine Art Mantra, folgenden Satz mit auf den Weg gegeben: »Ich bin wertvoll.« Den sollte sie sich mehrmals täglich in einer ruhigen Minute vorsagen. »Das habe ich wochenlang ganz brav gemacht«, erzählte sie freimütig. »Immer wieder habe ich mir vorgebetet, wie wertvoll ich bin. Aber gebracht hat das gar nichts. Ich habe mich danach immer noch wie ein Nichts gefühlt.«

In der Runde herrschte verständlicherweise einen Augenblick lang betretenes Schweigen. Wozu sollte man seine Zeit in einem Arbeitskreis verschwenden, in dem Dinge verkündet werden, die völlig wirkungslos verpuffen?

Dennoch war ich dankbar für Annes Einwand, denn so konnte ich gleich zum Kern einer wirkungsvollen Affirmation kommen: Mit welcher geistigen Botschaft wir auch immer versuchen, unsere negativen Glaubenssätze zu neutralisieren

– wir müssen von der Aussage auch zutiefst überzeugt sein, damit sie sich wie ein roter Faden durch unsere Gedankenwelt zieht und Konsequenzen zeigt. Wie sonst sollte unser Unterbewusstsein, in dem die störenden Überzeugungen über uns und die Welt verankert sind, die alten »Weisheiten« zugunsten von neuen Erkenntnissen tauschen wollen? In der Regel hält unser Unterbewusstsein am scheinbar Altbewährten fest. Wir dürfen nicht vergessen, dass es schließlich ernst zu nehmende Menschen waren, die diese unsere Überzeugungen geprägt haben: unsere Eltern, Lehrer, Freunde aus unserer Kindheit. Die sollen plötzlich alle ganz falschliegen? Nein, sagt das Unterbewusstsein, so leicht kann das nicht gehen. Und selbst, wenn es ein Stück weit verunsichert ist: Bestenfalls weiß es einfach nicht, was es mit der neuen Botschaft anfangen soll.

Ich werde diesen Zwiespalt mit Hilfe eines Beispiels verdeutlichen: Stellen Sie sich vor, Sie werden zu einer Hochzeit eingeladen. Zu ihrem großen Bedauern stellen Sie fest, dass – soweit Sie sich erinnern – genau an diesem Tag Ihre Mutter zu Besuch kommt. Sie setzen sich also hin, um eine E-Mail zu schreiben, und sagen zu Ihrem größten Bedauern die Einladung ab. Nachdem Sie auf »senden« geklickt haben, kommen Ihnen aber Zweifel. Zur Sicherheit sehen Sie noch einmal in Ihrem Terminkalender nach und stellen freudig fest, dass Ihre Mutter erst eine Woche später kommt. Jetzt schreiben Sie eine zweite E-Mail: »Gerne komme ich zu eurem großen Fest. Bitte sagt mir doch, womit ich euch eine Freude machen kann.« Und klicken erneut auf »senden«.

Können Sie sich die Überraschung Ihrer Gastgeber vorstellen? Was sollen Sie mit zwei sich völlig widersprechenden Aussagen zu ein und demselben Ereignis anfangen? Vorausgesetzt, sie streichen Sie nicht wegen vollkommener Verwirrtheit von der Gästeliste, werden sie bei Ihnen nachfragen, was denn nun gilt, die Ab- oder die Zusage. Und Sie haben die Chance, die richtige Antwort zu geben.

So schlau ist unser Unterbewusstsein leider nicht. Es verlangt, dass wir mit der *Entfernen*-Taste zunächst die falsche Mitteilung löschen. Nur dann ist es bereit, sich auf die neue einzulassen.

Bleiben wir aber noch einen Augenblick bei Anne. Wegen ihrer Minderwertigkeitsgefühle hatte sie Hilfe gesucht, war aber – aus welchen Gründen auch immer – nicht bis zum Kern ihrer Probleme vorgestoßen: Was ließ sie glauben, sie sei nichts wert? Sie wusste es nicht. Und so ging es auch anderen in der Gruppe. Einige hatten Angst vor ihrem eigenen Schatten, obwohl sie zugaben, ihnen sei noch nichts wirklich Schlimmes passiert. Andere bedauerten, sie könnten sich nicht freuen, selbst wenn ihnen etwas Schönes bevorstünde. Eine befürchtete, sie neige zu Depressionen, ohne das näher belegen zu können. Allen gemeinsam war, dass sie das ändern wollten, weil es ihr Lebensgefühl nachhaltig beeinträchtigte, sie auf ihrem Weg zu einem erfüllteren Leben behinderte.

Deshalb machten wir eine Übung, mit deren Hilfe man der Ursache unserer geistigen Blockaden oft ganz schnell auf die Schliche kommt.

Jeder nahm sich ein großes Blatt Papier und einen Stift, suchte sich ein gemütliches Plätzchen und sollte sich in aller

Ruhe überlegen, welchen positiven Lebenssatz er künftig in seiner Gedankenwelt verankern wollte. Und dann ging's los.

Bei dieser Übung geht man folgendermaßen vor: Zunächst schreibt man die positive Affirmation auf die linke Hälfte des Blattes. Dann schließt man die Augen und horcht in sein Inneres. Was auch immer man dort findet, sei es einen Satz, ein Wort oder ein Bild, man schreibt es auf die rechte Hälfte, ohne auch nur eine Sekunde darüber nachzudenken.

Dann schreibt man erneut die Affirmation auf den linken Teil des Blattes und wartet, bis eine Antwort auf diese »Behauptung« kommt.

Dafür sollte man sich mindestens eine halbe Stunde Zeit nehmen, denn es kann dauern, bis das Unterbewusstsein sich bequemt, auf dieses »Spiel« einzugehen. Wenn es beim ersten Mal nicht klappt, kann es viele Gründe haben. Meist liegt es daran, dass man nicht entspannt genug ist. Dagegen hilft z. B. die Übung der verbundenen Atemzüge von Seite 122. Oder man schaut bereits innerlich auf die Uhr, weil man noch etwas zu erledigen hat. Dann ist es besser, es auf einen günstigeren Zeitpunkt mit Open End zu verlegen.

Die Teilnehmerin mit dem mangelnden Selbstbewusstsein war mit dem Ergebnis übrigens sehr zufrieden. Zur Freude aller erzählte Anne bereitwillig, wie es ihr bei der Übung ergangen war: »Ich war anfangs sehr skeptisch, ob mir das etwas bringen würde. Schließlich habe ich für die Therapie einiges bezahlt, und die war für die Katz. Aber dann dachte ich mir: Ich versuch's einfach, schlimmstenfalls kommt nichts dabei raus. Es hat eine Weile gedauert, bis ich mich entspannt habe. Und dann habe ich es noch einmal mit dem alten Mantra probiert: Ich bin wertvoll. Das habe ich hingeschrieben, und fast sofort kam als Antwort: Das wüsste ich aber. Es war gar nicht so leicht, darüber nicht nachzudenken. Aber ich habe gleich wieder die Affirmation geschrieben. Danach kam ein Bild von einem kleinen Mädchen, das weint.«

Nach etwa sieben Rückmeldungen des Unterbewusstseins tauchte bei ihr der Satz auf: »Sei still. Siehst du nicht, dass ich telefoniere.« Und der löste in ihr eine ganze Kurzgeschichte aus. »Ich erinnerte mich plötzlich, dass meine Mutter ständig am Telefon hing. Kann sein, dass einige Telefonate wirklich wichtig waren, aber sie wimmelte mich grundsätzlich ab. Eines Tages, ich war elf, ging ich auf die Toilette und sah plötzlich Blut zwischen meinen Beinen. Ich war zu Tode erschrocken, weil ich keine Ahnung hatte, was das bedeutete. Meiner Meinung nach aber nichts Gutes. Ich rannte wie von der Tarantel gestochen zu meiner Mutter, die wieder mal am Hörer hing, um sie zu fragen, ob ich jetzt sterben müsse. Ich hatte solche Angst, aber sie sagte nur: ›Sei still, siehst du nicht, dass ich telefoniere.‹«

Nach diesen Worten brach die Teilnehmerin in Tränen aus. Sie fühlte sich wieder ganz wie das ängstliche, verzweifelte Mädchen von einst: unerhört, unbeachtet, ungeliebt – und völlig wertlos. Denn trotz seiner großen Not hatte die Mutter weder Zeit noch Verständnis für das Mädchen.

Klingt es dramatisch? Das ist es auch, zumindest für ein kleines Mädchen, das glaubt, jeden Augenblick verbluten zu müssen, und nicht mal die eigene Mutter kümmert's. Ein verheerendes Gefühl!

Fast jeder von uns trägt eine Verletzung wie diese in sich, meist ohne sich dessen bewusst zu sein. Und selbst wenn der Kopf damit klarkommt, und sei es mit einer so lapidaren Erklärung wie »nun, das war halt so«, ist unser Unterbewusstsein noch lange nicht so versöhnlich. Es merkt sich diese Erlebnisse und speichert sie, an Glaubenssätze gekoppelt, in seinen Akten ab. Es bedarf dann nur noch einer Situation, die der vergangenen vergleichbar ist, und schon schnellt der Glaubenssatz wieder hoch wie ein Stehaufmännchen.

Bei Anne war das jedes Mal der Fall, wenn sie nicht genug Aufmerksamkeit bekam – in ihrer Beziehung, bei Freunden oder am Arbeitsplatz. Selbst die kleinste Form von Zurücksetzung wie »jetzt bitte nicht, ich habe keine Zeit« löste in ihr die größten Selbstzweifel aus bis hin zu der Überzeugung, niemand möge sie. Manchmal reagierte sie darauf mit Trauer, immer häufiger aber mit Wut, was die Beziehung zu ihren Mitmenschen nicht verbesserte. Aus diesem Grund hatte sie sich für eine Therapie entschieden. Aber erst als sie noch einmal die Situation gefühlsmäßig durchlebte, die zu dem wertlosen Selbstbild geführt hatte, konnte sie sich damit gründlich auseinandersetzen.

Als Annes Schluchzen ein wenig abgeklungen war, nahmen einige von uns sie tröstend in die Arme. Wesentlich wichtiger war jedoch, im Anschluss an ihren Erlebnisbericht Annes Fokus noch einmal auf die Ereignisse jenes Tages zu legen, der mehr als dreißig Jahre zurücklag. Nachdem Anne die Situation in der Übung noch einmal mit den Augen des Kindes wahrgenommen hatte, sollte sie jetzt – als Erwachsene und

Mutter zweier Kinder – auf den schmerzvollen Zwischenfall zurückblicken. Was genau war passiert?

Punkt eins: Ein junges Mädchen, das nichts über die körperliche Entwicklung zur Frau wusste, hatte völlig überraschend seine Menstruation bekommen. Aus Annes jetzigem Blickwinkel verlor diese Beobachtung ihren Schrecken, denn sie wusste ja aus jahrelanger Erfahrung, dass man daran nicht sterben muss. Es hatte also auch damals keine Lebensgefahr bestanden.

Punkt zwei: Ein Mädchen, dem äußerlich nichts von einer Blutung anzumerken war, lief zur Mutter. Die nahm das Kind zwar wahr (sonst hätte sie ja nicht gesagt, es solle nicht stören), sah aber keinen Grund, das Telefonat zu unterbrechen. Wie wichtig dieser Anruf war, spielt im Grunde keine Rolle. Und wie sah Anne das von ihrem erwachsenen Standpunkt aus? »Meine Mutter konnte eigentlich nicht wissen, welche Ängste ich hatte. Sie sah zwar ein heulendes Mädchen, aber ich habe auch bei anderen Gelegenheiten, die weniger schlimm waren, geheult.« Im Übrigen habe ihre Mutter, als sie wenig später vom Eintritt ihrer Tochter in den »Frauenklub« erfuhr, sehr liebevoll reagiert. Sie sei sofort losgegangen, um Binden aus dem Badezimmer zu holen, und habe sie aufgeklärt, warum sie blutete. Dabei habe Anne auch erfahren, dass ihre Mutter erst mit fünfzehn Jahren die Menstruation bekommen hatte und selbst völlig überrascht war, dass ihre Tochter so früh »damit anfing«.

Punkt drei betraf die Frage, wie Anne denn reagiere, wenn eines ihrer Kinder sie am Telefon unterbreche. »Manchmal ziemlich sauer«, gab sie unumwunden zu. Und dann wurde ihr allmählich der Grund für diese Frage bewusst. »Meinen Sie damit, dass meine Mutter mir nicht absichtlich schaden wollte, es nicht wirklich böse meinte, sondern einfach nur unaufmerksam war? Und dass ich ihr den Zwischenfall verzeihen soll?« Das sollte sie in der Tat, nach über dreißig Jahren. Und sie tat damit nicht nur ihrer Mutter einen Gefallen, sondern auch sich selbst.

Wie Annes Beispiel zeigt, schätzt ein Kind Situationen leicht falsch ein. Das liegt daran, dass das logische Denken erst im Alter von etwa zwölf Jahren beginnt. Bis dahin nehmen Kinder alles für bare Münze – selbst ironische Bemerkungen – und können nicht abstrahieren, was Erwachsene so von sich geben. (Und das ist wirklich nicht immer schlau.) Dennoch schlagen vor allem immer wiederkehrende Sätze im Unterbewusstsein Wurzeln und treiben oft ein Leben lang hässliche Blüten. Und zu jeder negativen Prägung entwickeln wir ein Muster, das dann dafür sorgt, dass wirklich vieles in unserem Leben schiefläuft. Nicht umsonst heißt es: Hüte dich vor deinen Gedanken – sie werden Wirklichkeit. Dagegen hilft nur, sich noch einmal in die Ausgangssituation zurückzuversetzen und die Eindrücke mit dem vollen Bewusstsein eines Erwachsenen unter die Lupe zu nehmen. Glauben Sie mir: Man findet immer Gründe, die das Verhalten eines anderen erklären und entschuldigen – wenn man nur will.

Erst wenn wir die alten Prägungen gründlich überprüft und als untauglich diagnostiziert haben, bekommt das Unterbewusstsein eine Chance, die positiven Affirmationen und neuen Ziele in unserem Dasein anzunehmen und Realität werden zu lassen. Und wir werden endlich zu Meistern unseres eigenen Lebens.

Deshalb werden im Folgenden noch einmal die wichtigsten Schritte zusammengefasst, damit eine Affirmation Wirkung zeigt:

1. Machen Sie sich bewusst, was Sie erreichen wollen. Das kann ein Lebensziel sein, wie »Ich schaffe, was ich mir vornehme«, aber auch ein Etappensieg wie »Ich bin ruhig und entspannt« für den Fall, dass eine wichtige Unterredung mit dem Chef oder Partner bevorsteht.

2. Finden Sie heraus, was sie daran hindert, genau dieses Ziel zu erreichen, und werfen Sie die Störenfriede aus ihrem Programm.

3. Formulieren Sie eine Affirmation oder verwenden Sie aus den Affirmationslisten zu den verschiedenen Chakras einen vorgegebenen Satz, der in Ihnen ein gutes Gefühl auslöst und Ihnen leicht über die Lippen kommt.

4. Achten Sie darauf, dass der Satz positiv formuliert ist, also: »Ich bin geduldig« statt »Ich will nicht immer aus der Haut fahren«. Es ist zwar nicht bewiesen, aber es wird vermutet, dass das Universum Negationen nicht versteht und ins Positive verkehrt, wie beispielsweise »Ich will immer aus der Haut fahren«. Also lieber auf Nummer sicher gehen.

5. Verwenden Sie für die Affirmation immer die Gegenwartsform (Präsens): »Ich freue mich auf die Arbeit.« Den Einwand vieler, sie hätten damit Schwierigkeiten, weil das Gesagte ja nicht stimme – schließlich liege das Ziel noch

in der Zukunft –, habe ich oft gehört, und ich verstehe ihn auch. Aber eine Affirmation ist aus der Sicht des Universums immer richtig, weil dort weder Zeit noch Raum eine Rolle spielen. Außerdem trennt uns von der Realität meist nur ein falscher Glaubenssatz, wie »Ich schaffe das nicht«, der inzwischen der Vergangenheit angehören sollte. Nehmen wir einmal an, wir formulierten die Affirmation »Ich will genug haben«, dann manifestieren wir doch lediglich den Wunsch nach mehr, aber das Ziel, uns zufrieden zu fühlen, erreichen wir dadurch ganz sicher nicht.

6. Sagen Sie sich eine Affirmation am besten gleich nach dem Aufwachen und kurz vor dem Einschlafen vor. Dieser Zeitpunkt ist günstig, da wir uns dann in einer Art Alphazustand befinden, in dem unser Unterbewusstsein besonders aufnahmefähig ist. Sie können den Satz aber auch auf einen Zettel schreiben und an den Kühlschrank heften (zum Beispiel: »Ich bin schlank«, wenn Sie abnehmen wollen), oder Sie legen den Zettel in ein hübsches Kästchen, das Sie abends für ein paar Minuten in die Hand nehmen, während Sie diesen Satz gedanklich mehrmals wiederholen.

7. Selbst wenn es manchmal schwierig ist, an die Macht positiver Gedanken zu glauben – versuchen Sie es! Denken Sie einfach an den Unterschied zwischen einem Optimisten und einem Pessimisten. Während für den einen das Glas halb voll ist, ist es für den anderen halb leer. Objektiv gesehen haben beide recht. Aber raten Sie mal, wessen Leben zufriedener und lustiger ist!

Das Wurzel- oder Basis-Chakra

Vor uns geht ein Mensch, aufrecht, mit festem Schritt. Er strahlt Tatkraft, Selbstbewusstsein und Unerschrockenheit aus.

Wer ihn ein wenig besser kennt, weiß, dass er seinen Platz im Leben gefunden hat. Er ist bodenständig, hat klar gesteckte Ziele und arbeitet fleißig und beharrlich darauf hin. Er vertraut darauf, dass alles, was ihm widerfährt, nur zu seinem Besten ist. Auch eine plötzliche Beeinträchtigung seiner Gesundheit wirft ihn nicht aus der Bahn. Genauso wenig wie das Auftauchen eines Problems. Probleme gibt es im Grunde nicht für ihn, nur Herausforderungen, und er hat die Kraft, den Mut und den Willen, sich ihnen zu stellen. »Den Stier bei den Hörnern packen«, ist seine Devise. »Nur der Not keinen Schwung lassen.« Und wenn's mal knüppeldick kommt, lehnt er sich dagegen auf und verkündet: »Mit mir nicht!« Darüber hinaus ist er mit einem gesunden Realitätssinn gesegnet. Er weiß, was er zu leisten imstande ist, welche Trauben für ihn zu hoch hängen oder woran er noch arbeiten muss, um ein Ziel zu erreichen. Die Beziehung zu seinem Körper ist in Ordnung. Er hat eine gute Konstitution, kennt seine Stärken und Schwächen, geht souverän damit um. Seinen Mitmenschen ist er ein Vorbild an Durchsetzungsvermögen, aber er hält sich dabei stets an die Regel, dass seine Freiheit dort aufhört, wo die des anderen beginnt.

Kennen Sie einen Menschen mit diesen Fähigkeiten? Dann haben Sie es mit jemandem zu tun, dessen Wurzel-Chakra wunderbar ausgeglichen ist. Sollten Sie sich selbst in dieser Beschreibung wiedererkennen, dann herzlichen Glückwunsch! Das Leben und seine kleinen Tücken können Ihnen so schnell nichts anhaben. Und theoretisch könnten Sie gleich zum nächsten Chakra vorrücken.

Sollten Sie allerdings daran zweifeln, dass Ihr Wurzel-Chakra so ausbalanciert ist wie oben beschrieben, lohnt sich ein Blick auf die folgenden Zeilen.

Wichtige Informationen und Zuordnungen

Das Wurzel-Chakra befindet sich am unteren Ende der Wirbelsäule zwischen Anus und den Genitalien, etwa in Höhe des Steißbeins. Es stellt den unteren Punkt unserer Lebens- und Vitalitätsachse dar (Kundalini) und ist in direkter Linie mit dem obersten Chakra, dem Kronen-Chakra, verbunden.

Es strahlt in einem kräftigen Rot und pulsiert mit etwa 1000 bis 1200 Hertz pro Sekunde.

Beine, Füße, Knochen, Dick- und Enddarm, Blutbildung, Ischiasnerv und die Drüsenfunktion der Nebenniere sind die ihm zugeordneten Körperteile und Organe.

Als energetisierende Edelsteine gelten der Rubin, der Granat und die Koralle.

Das sollten Sie wissen

Die Harmonie des ersten Chakras entscheidet, wie wir im Leben verankert sind – ob wir mit beiden Beinen auf dem Boden der Tatsachen stehen oder wie das sprichwörtliche Fähnchen im Wind agieren. Muladhara bedeutet im Sanskrit, der heiligen Sprache Indiens, so viel wie Wurzel oder Stütze, denn in diesem Chakra beginnt der Einzug der kosmischen Lebensenergie in unseren Körper. Gleich der Schlange des Äskulapstabs steigt sie von hier aus nach oben. Das zentrale Thema des Muladhara ist das Sein an sich. Ist dieser Strudel voll aktiv, haben wir es mit einem äußerst dynamischen, mitreißenden Menschen zu tun, der sich in allen Lebenslagen behauptet. Er ist die geborene Führernatur, der Macher, ideal ausgestattet, um sich zum Beispiel selbständig zu machen, da er – zumindest über einen längeren Zeitraum – ohne Ruhepausen über die Runden kommt. Ein prominentes Beispiel für ein außergewöhnlich starkes Wurzel-Chakra ist der Israeli Uri Geller. Vielleicht erinnern Sie sich noch an seine Darbietungen im Fernsehen. Er verbog Löffel mit der Kraft seines Willens, und sogar kaputte Uhren fingen zu ticken an. Zunächst hielten viele Zuschauer das Ganze für einen Trick. Mittlerweile ist nachgewiesen, dass vor allem ein überdurchschnittlich potentes erstes Chakra Uri Geller zu diesen Leistungen befähigt. Aber selbst wenn wir keine Löffel verbiegen wollen, gilt: Nur wenn das erste Chakra rund läuft, werden auch die darüberliegenden Energiezentren optimal versorgt. Man könnte das Muladhara mit dem Fundament eines Hauses vergleichen: Ist es wacklig oder bröckelt es gar, ist es um die Stabilität des Oberbaus schlecht bestellt. Deshalb lohnt es sich, diesen Energiepol möglichst immer im Auge zu behalten und ihn gegebenenfalls durch Übungen zu stärken.

Körperliche Folgen
einer Blockierung des Wurzel-Chakras

✺ Chronische Verstopfung, trotz geregelter und ballaststoffreicher Ernährung und genügend Flüssigkeitszufuhr (etwa zwei Liter pro Tag).

✺ Neigung zu Durchfall, obwohl nichts auf eine Viruserkrankung hindeutet.

✺ Häufige Rückenbeschwerden im unteren Bereich der Wirbelsäule (beispielsweise Hexenschuss) trotz Krankengymnastik und ausreichender Bewegung.

✺ Unsicherer Gang, verbunden mit dem Gefühl, die Beine seien zu schwach, die Knie zittrig.

✺ Häufiges Stolpern, obwohl weit und breit keine Hindernisse vorhanden sind.

✺ Stark ausgeprägte Krampfadern oder Hämorrhoiden, die nichts anderes sind als Krampfadern im Analbereich.

✺ Schwache Gelenke, das heißt, man knickt ständig um oder verstaucht sich die Knöchel.

✺ Muskel- und Bänderschwäche bis hin zu häufiger Sehnenscheidenentzündung oder gar Bänderrissen trotz geringer Belastung.

✺ Schmerzende Knie-Probleme (Arthrose oder Arthritis)

✺ Allgemeine Kraftlosigkeit.

- ❃ Überdurchschnittliches Schlafbedürfnis (täglich mehr als acht Stunden).
- ❃ Langsame Rekonvaleszenz, auch nach harmlosen Erkrankungen wie Schnupfen oder kleinen Infekten.

Psychische Folgen
einer Blockierung des Wurzel-Chakras

- ❃ Antriebslosigkeit (sowohl körperliche als auch geistige Trägheit).
- ❃ Unentschlossenheit, das heißt, man kann sich sogar bei nur zwei Wahlmöglichkeiten kaum entscheiden.
- ❃ Wenig Durchhaltevermögen: Man fängt etwas Wichtiges an, bringt es aber, trotz besseren Wissens, nicht zu Ende.
- ❃ Man neigt zum Kurzstreckenläufer, das heißt, sobald man die Idee entwickelt hat, fehlt einem der Ansporn, sie in die Tat umzusetzen.
- ❃ Man hat Angst, etwas Neues zu riskieren, zum Beispiel den Umzug in eine andere Stadt oder einen Jobwechsel, obwohl alles darauf hindeutet, dass man sich damit verbessern könnte.
- ❃ Man leidet unter Nervosität. Das reicht von unkontrollierbarem Zucken der Gliedmaßen oder Gesichtsmuskeln bis hin zu den sprichwörtlichen Hummeln im Hintern oder gar bis zur Hyperaktivität.
- ❃ Man neigt zu Wutausbrüchen, die andere in Angst und Schrecken versetzen und für sie oft nicht nachvollziehbar sind.

- Man ist übertrieben sparsam bis hin zum Geiz – anderen, aber auch sich selbst gegenüber – obwohl man finanziell gutgestellt ist.
- Man quält sich mit zu viel Ehrgeiz, der dazu führt, stets der Beste sein zu wollen, während Platz zwei bereits als Niederlage empfunden wird.
- Man unterliegt einer gewissen Kontrollsucht, die daran zu erkennen ist, dass die Betroffenen immer ganz genau wissen wollen, wo sich Ihr Partner oder die Kinder aufhalten, worüber sie gerade reden und sogar was sie insgeheim denken. Die Vorstellung, keinen Einfluss nehmen zu können, ist ihnen ein Greuel.
- Man gibt sich dominant, will immer den Ton angeben oder stets das letzte Wort haben. Man ignoriert gern die Wünsche der anderen, um die eigenen Bedürfnisse durchzusetzen, und bekommt des Öfteren zu hören, man sei rücksichtslos. Das kann ein Mann sein, der als Urlaubsziel nur die Berge akzeptiert, obwohl seine Frau gern einmal ans Meer fahren möchte, oder die Frau, die ihrer Familie stets Eintöpfe serviert, die zwar ihr Leibgericht sind, aber allen Familienangehörigen den Appetit verderben.
- Man hat das sexuelle Verlangen kaum unter Kontrolle. Selbst wenn der Partner signalisiert, er verspüre keine Lust, rückt man dem anderen auf den Leib und verschafft sich im schlimmsten Fall gewaltsam Befriedigung.
- Man neigt dazu, immer wieder über die Stränge zu schlagen, sei es zum Beispiel beim Essen oder Trinken, bis hin zur Abhängigkeit von Genussmitteln oder Drogen.

Wenn Sie in den Kategorien körperliche oder psychische Merkmale wenigstens ein Beispiel ankreuzen konnten, sollten Sie Ihrem Wurzel-Chakra etwas mehr Aufmerksamkeit schenken – vorausgesetzt natürlich, dass Sie offen und ehrlich mit sich selbst waren. (Den anderen brauchen Sie von Ihrem Selbsttest ja nichts zu erzählen.) Manchmal hilft es auch, genauer hinzuhören, wenn Menschen aus unserem Umfeld die eine oder andere »Schwäche« an uns kritisieren. Das erleichtert die Analyse ungemein.

Wenden wir uns nun aber den wahrscheinlichen Ursachen dieser Blockierungen und Störungen im Wurzel-Chakra zu.

Überzeugungen, die zur Blockierung des Wurzel-Chakras führen

- ✹ »Ich kann gar nichts.«
- ✹ »Ich bin nichts wert.«
- ✹ »Ich schaffe nie etwas, selbst wenn ich mir Mühe gebe.«
- ✹ »Bei mir läuft alles schief.«
- ✹ »Das Leben meint es nicht gut mit mir.«
- ✹ »Wer nicht für mich ist, ist gegen mich.«
- ✹ »Ich bekomme nie genug.«
- ✹ »Der Zweck heiligt die Mittel.«
- ✹ »Die anderen sind doch alle blöd.«
- ✹ »Ich bin der/die Größte.«

Die ersten sieben Überzeugungen wirken auf das Wurzel-Chakra wie eine Energiebremse, die anderen führen zu einer

Art Überfunktion. Doch in jedem Fall wirken sich diese Überzeugungen negativ auf das erste Chakra aus und führen zu einem Ungleichgewicht.

Wenn es sich so verhält, dann ist es an der Zeit, nach dem Nährboden dieser Überzeugungen zu suchen. Fündig wird man dabei meist in der Kindheit, in der das Denken über uns und die Welt entscheidend geprägt wird.

Wer die ersten sieben der oben genannten Überzeugungen vertritt – und sei es auch ganz im Geheimen –, wurde in jungen Jahren entweder von den Eltern häufig klein gehalten, möglicherweise mit Sätzen wie: »Gib her, das kannst du sowieso nicht.«

Es reichen aber auch nonverbale Botschaften. Etwa wenn man als Kind eine Aufgabe übernahm, zum Beispiel den Tisch zu decken, dafür sogar gelobt wurde, aber dann mit ansehen musste, wie die Erwachsenen stillschweigend das Besteck anders plazierten.

Oder aber die Eltern fanden trotz guter Leistung eines Kindes stets jemand anders noch besser und erfolgreicher und stellten ihn als außerordentliches Vorbild dar. In einem solchen Fall bleibt beim Kind die Überzeugung hängen, es sei zu nichts nütze und könne nie und nimmer Erfolg haben. Ebenfalls verhängnisvoll ist es für Kinder, wenn sie sich ungeliebt fühlten (ganz typisch, wenn ein Geschwisterchen zur Welt kommt und zumindest vorübergehend die Aufmerksamkeit der Eltern beansprucht) oder selbst kleinste Wünsche so gut wie nie erfüllt wurden.

Störend auf die Chakras wirkt sich auch das Verhalten von Eltern aus, die ihren Kindern alles durchgehen lassen oder sie gar noch ermutigen, sich anderen gegenüber rücksichtslos zu verhalten. Das ist der beste Nährboden für den Tyrannen, der niemanden neben sich gelten lässt.

Sollten Sie trotz aller Überlegungen nicht wissen, woher Ihre Überzeugungen kommen, versuchen Sie es doch mal mit der Übung, die Sie im Kapitel über die Kunst der Affirmation finden. Die wirkt manchmal Wunder.

Da das Wurzel-Chakra im Vergleich zu den anderen Chakras viele körperliche Funktionen unterstützt, wirken bereits einfache Übungen aus dem Yoga und Tai-Chi fördernd und stärkend.

Folgende Übungen helfen Ihnen, Ihr Wurzel-Chakra wieder in Schwung zu bringen.

Übungen zur Stärkung des Wurzel-Chakras

1. Übung

Stellen Sie sich aufrecht hin, die Fußspitzen nach außen. Die Arme sind seitlich gestreckt. Die Handflächen zeigen nach unten (s. Abb. 1).

Gehen Sie jetzt langsam in die Knie, so weit, wie es für Sie gerade noch bequem ist. Achten Sie auf einen geraden Rücken (kein Hohlkreuz!). Spüren Sie, wie die Kräfte der Erde in Ihnen hochsteigen.

Wenn Sie am tiefsten Punkt angelangt sind, drehen Sie die Handflächen nach oben und kehren Sie langsam in die Ausgangsposition zurück. Beim Senken ein- und beim Hochgehen ausatmen. Acht- bis zehnmal wiederholen.

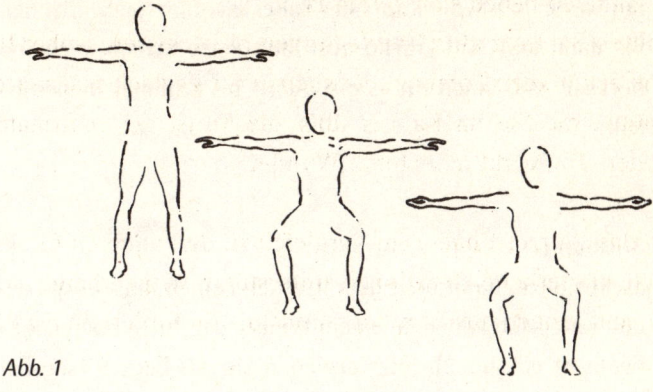

Abb. 1

2. Übung

Ausgangsstellung der Beine siehe oben. Die Arme sind vor der Brust gestreckt, die Handflächen liegen aneinander (s. Abb. 2). Mit geradem Rücken in die Knie gehen (einatmen).

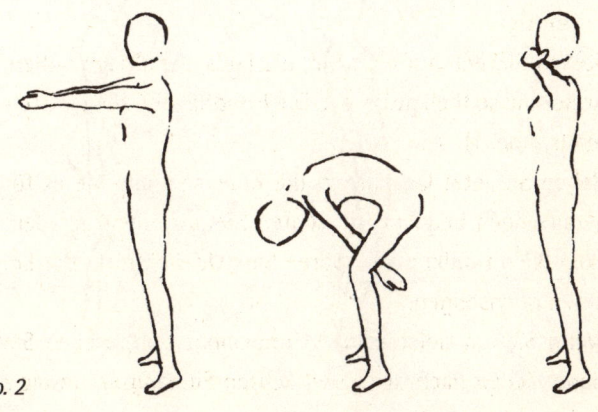

Abb. 2

Die Arme schwingen zwischen den Beinen nach hinten. Beim Zurückschwingen die Arme zur Seite hin weit öffnen, als wären Sie ein Kelch, der Kopf liegt dabei leicht im Nacken, atmen Sie dann laut und kräftig aus. Bloß keine Scham, niemand hört Sie, und Ihnen tut es gut. Acht- bis zehnmal wiederholen.

3. Übung

Stellen Sie sich mit breit gegrätschten Beinen hin, Fußspitzen und Knie nach außen, in einem Winkel, der Ihnen noch angenehm ist (s. Abb. 3). Jetzt bewegen Sie das Becken langsam nach unten und stoßen Sie es dabei immer wieder leicht nach vorne. Wenn Sie am tiefsten Punkt der Hocke angelangt sind, das Becken dreimal kräftig vor- und zurückstoßen. Nicht vergessen: regelmäßig ein- und ausatmen. Und einige Male wiederholen.

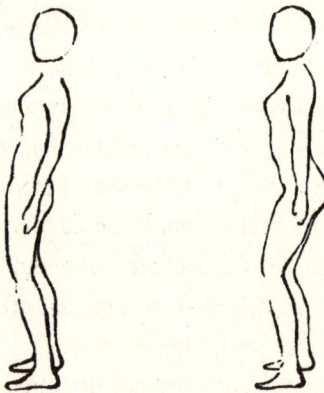

Abb. 3

4. Übung

Setzen Sie sich auf Ihre Fersen (s. Abb. 4). Legen Sie die Hände flach auf die Schenkel. Kippen Sie das Becken beim Einatmen nach vorne und beim Ausatmen nach hinten. Sie können diese Übung auch mit einem Mantra verbinden (siehe Affirmationen für das Wurzel-Chakra Seite 60) oder die Farbe Rot visualisieren.

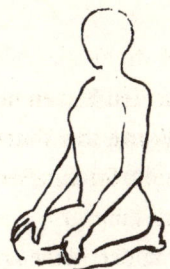 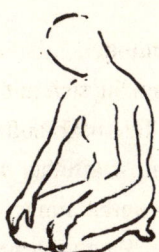

Abb. 4

5. Übung

Setzen Sie sich bequem hin. Schließen Sie die Augen. Konzentrieren Sie sich jetzt auf Ihr Wurzel-Chakra, das sich in Höhe des Steißbeins befindet. Visualisieren Sie die Farbe Rot. Stellen Sie sich vor, wie Sie beim Einatmen rote Farbe ins Wurzel-Chakra inhalieren und anschließend wieder ausatmen. Betrachten Sie die ausströmende Farbe. Ist es ein schönes, warmes Rot? Ist es verwaschen oder weist es dunkle Flecken auf? Da das Ziel ein sauberes, leuchtendes Rot ist, wiederholen Sie bitte die Übung so lange, bis die ausströmende Farbe mit der eingeatmeten identisch ist.

Diese Übung ist auch bestens geeignet, Ihnen ein wenig Frische zurückzugeben, wenn Sie sich erschöpft fühlen, zum Bei-

spiel in der Mittagspause oder auf dem Nachhauseweg in der
U-Bahn, im Zug oder in einem anderen öffentlichen Verkehrsmittel.

Affirmationen für das Wurzel-Chakra

Damit Sie den falschen Überzeugungen zu Leibe rücken können, benötigen Sie entsprechende Affirmationen, um mit der
Macht der Gedanken die Schwingung des Wurzel-Chakras zu
erhöhen. Dadurch werden die dazugehörenden Körperbe-
reiche wieder besser mit Energie versorgt.
Wählen Sie nur jene, die Ihnen leicht über die Lippen kommen oder ein gutes Gefühl in Ihnen auslösen. Sie können die
Affirmationen selbstverständlich auch in eigenen Worten
formulieren.

- ❀ »Ich liebe das Leben.«
- ❀ »Ich freue mich auf jeden Tag, weil ich neue Erfahrungen
  mache.«
- ❀ »Ich entdecke überall Gutes und Schönes.«
- ❀ »Ich genieße die Fülle des Lebens.«
- ❀ »Ich habe die Kraft, alles im Leben zu schaffen, was ich
  mir vornehme.«
- ❀ »Liebe und Freude begleiten meinen Weg.«

Das Sakral- oder Sexual-Chakra

Der Himmel ist grau, der Wind bläst, es regnet in Strömen. »Was für ein Sauwetter«, murmeln alle Passanten vor sich hin und hetzen mit gebeugtem Rücken unter ihren Schirmen Richtung Büro, Café, Kaufhaus. Sie sehnen sich nach einem trockenen Plätzchen, wo sie von den Unbilden der Witterung verschont sind. Alle? Nein, nicht alle. Zwei Kinder, in wetterfeste Kapuzenjacken gehüllt, hüpfen fröhlich die Fußgängerzone entlang und jubeln bei jeder Pfütze, in die sie springen. Und je mehr es spritzt, desto fröhlicher werden sie. Ausgelassen. Lebensfroh.

Szenenwechsel. Ein x-beliebiger Ort irgendwo in Deutschland. Im Stadttheater gastiert eine afrikanische Tanztruppe. Das distinguierte Publikum wartet gespannt auf die Show. Trommelwirbel, ein Paukenschlag. Die Musik setzt ein: Hum, ba ba ba, hum, ba ba ba ... Afrikanische Rhythmen, ursprünglich, mitreißend, kraftvoll. Sieben schwarze Tänzerinnen behaupten das Feld. Kunstvoll geflochtene Zöpfchen, mit leuchtend bunten Perlen wirbeln hoch bei jedem Sprung im Takt der Instrumente. Strahlende Gesichter. Die Wickelröcke, kurz und schreiend grell, wippen frech bei jedem Hüftschwung. Wilde Zuckungen begleiten den Tanz. Von der Taille abwärts

Vibrationen, die das Becken jeder einzelnen Künstlerin in immer schnellere Schwingungen versetzen. Eine Choreographie des Rasens, das, nach einem gewaltigen Crescendo, dem Gefühl der beglückenden Befreiung weicht.

Die Zuschauer sind begeistert. Was für eine Lebensfreude, was für eine Dynamik. Über allem schwebt der Satz: »Die Schwarzen haben's eben im Blut.«

Von wegen! Unbeschwerte Ausgelassenheit und perfektes Körpergefühl sind keine Frage der Nationalität, der Hautfarbe oder des Kulturkreises. Jeder von uns ist dazu in der Lage, überschäumende Lebensfreude zu empfinden und ihr Ausdruck zu verleihen. Vorausgesetzt, wir verbieten es uns nicht oder lassen es uns nicht verbieten. Das sieht man am Beispiel der kleinen Pfützenspringer, die sich nicht darum scheren, was die anderen tun. Ihnen ist nach Hopsen zumute, also lassen sie dieses Gefühl zu und setzen es in die Tat um. So einfach ist das – wenn unser zweites Energiezentrum wunderbar rund läuft. Im Sanskrit hat dieses Chakra den Beinamen Svadishzhana, was so viel wie »Süße« bedeutet. Und um die Süße unseres Seins geht es auch, wenn wir danach streben, dieses Chakra in die Balance zu bringen.

Wichtige Informationen und Zuordnungen

Das Sakral-Chakra sitzt in der Höhe des Kreuzbeins, etwa zwei Finger breit unterhalb des Bauchnabels.
Es ist das zweite Chakra auf der Kundalini und direkt mit dem fünften Chakra, dem Kehl-Chakra, verbunden.

Es strahlt in einem tiefen, leuchtenden Orange, vergleichbar der Sonne, kurz bevor sie untergeht, und pulsiert mit etwa 950 bis 1050 Hertz.

Sein körperlicher Einflussbereich ist das Becken mit absteigendem Dickdarm, Nieren, Harnleiter, Blase, Gebärmutter, Eierstöcke, Hoden, Prostata.

Außerdem ist es zuständig für die Haut und die Schleimhäute, steuert unsere Ausscheidungsprozesse (Entgiftung) und reguliert unseren Säure-Basen-Haushalt.

Das sollten Sie wissen

Ging es im Wurzel-Chakra noch um die Kraftakte und die nötige Willensstärke, mit der wir unser Leben meistern, ermöglicht uns erst ein ausgeglichenes Sakral-Chakra zu erkennen, was gut für uns ist und was uns schadet. Vor allem aber hilft es uns, die Standpunkte, zu denen wir gelangt sind, zu vertreten und durchzusetzen. Nehmen wir zum Beispiel die Ernährung. Viele von uns essen und trinken, ohne groß darüber nachzudenken, woher ihre Vorlieben kommen. Sind die vielen Tassen Kaffee wirklich nötig oder vielmehr ein Relikt aus einer Zeit, da wir Kaffeetrinken für den Inbegriff des Erwachsenseins hielten und es unseren großen »Vorbildern« gleichtun wollten? Das Gleiche gilt für Zigaretten, Alkohol, riesige Fleischportionen und andere Genussmittel, die vor allem eines bewirken: Sie übersäuern unseren Stoffwechsel. Die meisten von uns wissen das längst, schließlich bieten die Medien genügend Beiträge zu den Themen Gesundheit und zum verantwortungsvollen Umgang mit unserem Körper. Aber mit der Umsetzung hapert es, und das liegt größtenteils an einem geschwächten Sakral-Chakra. Aber genau dessen Stärke bräuchten wir, um in einer feuchtfröhlichen Runde klipp und klar sagen zu können: »Nein, danke, ich bleibe beim Wasser. Das ist einfach besser für mich.«

Doch auch bei abstrakteren Themen gilt es, die für uns richtigen Standpunkte zu finden und in aller Gelassenheit anderen gegenüber zu vertreten. Wer sich gesellschaftlichem Druck beugt und jedes Wochenende durch die Weltgeschichte rast, nur damit er Montagmorgen etwas zu erzählen hat, ist genauso unfrei wie Menschen, die sich ein Häuschen vom Mund absparen, obwohl sie viel lieber sorglos in den Tag lebten und mal hier mal dort ihre Zelte aufschlügen. Oder nehmen wir eine zerrüttete Ehe, in der zumindest einer nur noch unglücklich ist. Was läge näher, als sie zu beenden? Aber die Sorge darum, wie die anderen das Verhalten beurteilen, vereitelt jede Entscheidung, die zu unserem Vorteil ausfiele. Und so bleibt nach und nach immer mehr unsere angeborene Lebensfreude auf der Strecke, und das unbeschwerte Lachen, zu dem wir in der Kindheit noch fähig waren, weicht einem traurigen bis verbitterten Gesichtsausdruck.

Wer ein starkes Sakral-Chakra hat, kümmert sich nicht um die Meinung von Eltern, Freunden, Kollegen oder Nachbarn. Er weiß, was ihm guttut, und zieht es durch. Und nur das zählt, wenn wir in die Balance kommen wollen. (Natürlich gilt für diese Form des gesunden Egoismus, dass er dort endet, wo die Grenzen eines anderen beginnen. Aber das haben

wir ja bereits durch ein ausbalanciertes Wurzel-Chakra in
Ordnung gebracht.) In jedem Fall gilt: Nur wer seine Standpunkte kennt und vertreten kann, hat auch die Kraft, sich
mal fallen zu lassen, wenn ihm danach ist.

Etwa in der Sexualität. Denn für ein erfülltes Sexualleben ist
unser zweites Energiezentrum ebenfalls verantwortlich, weshalb es mitunter auch Sexual-Chakra genannt wird. Sehr an-
schaulich zeigt sich das im Bauchtanz, sofern es sich dabei
um eine authentische Darbietung und nicht um eine kitschige
Abwandlung für Touristen handelt. Wie viel Erotik schwingt
da mit, wenn die Tänzerin mit den nackten Hüften kreist und
jede Bewegung von klirrenden Ketten oder Glöckchen unter-
strichen wird. Das ist pure Sinnlichkeit und Verführung. Und
wovon geht sie aus? Vom Becken, das dem Sakral-Chakra
zugeordnet ist. Viele europäische Frauen haben deshalb in
den vergangenen Jahren den Bauchtanz als Stimulanz für
sich und den Partner entdeckt, bringen damit ihr Liebesleben
in Schwung, das zwischen Couch und Federbett nur noch
müde vor sich hin dämmerte. Auch die Tangokurse erfreuen
sich zunehmender Beliebtheit, wenn es darum geht, Erotik zu
fühlen und zu leben. Dabei müssen wir andernorts gar keine
Anleihen machen. Lebensfreude und Körpergefühl sind keine
Importartikel. Sie schlummern in uns, im zweiten Energiezentrum, und warten nur darauf, geweckt zu werden. Deshalb reicht es, einfach das Radio einzuschalten und ausgelassen durch die Wohnung zu tanzen, bis man außer Atem ist
und spürt, wie das Leben durch die Adern pulsiert. Sollte sich
dabei Ihr »innerer Beobachter« zu Wort melden und Sie rü-
gen, wie kindisch Sie doch seien, sagen Sie ihm einfach, er

möge schweigen. Schließlich sind Sie doch alt genug, um zu wissen, was Sie tun. Und außerdem ist es Ihr Leben, um das es hier geht. Oder wollen Sie am Ende Ihrer Tage stolz verkünden, Sie hätten es allen recht gemacht, nur nicht sich selbst?

Um sich der Lebenslust hingeben zu können, bedarf es aber auch der Fähigkeit, Vorlieben zu entdecken und sie ungeniert auszuleben. Laufen Sie gern nackt in der Wohnung herum? Nur zu! Turnt es Sie an, »heiße« Unterwäsche zu tragen? Wer sollte Sie daran hindern (außer dem müßigen Gedanken, was andere davon halten könnten)? Zur Freude am Sex gehört aber auch, offen zu sein für Neues, um sich genauso selbstverständlich dagegen zu entscheiden, wenn es uns doch nicht guttut.

Um Lebensfreude in vollen Zügen genießen zu können, müssen wir uns also von alten Mustern verabschieden, egal, ob es sich um falsche Ernährung, Freizeitgestaltung oder Verhaltensweisen handelt. Bei diesem Chakra geht es also vor allem darum, die Vergangenheit zu bewältigen, Altes loszulassen, Einflüsse aus der Kindheit sowie Verletzungen und geschehenes Unrecht über Bord zu werfen. Nur wer sich von diesen Altlasten befreit, kann in seiner Entwicklung voranschreiten. Jeder Tag ist ein neuer Tag und hält für uns wunderbare Erfahrungen und Überraschungen bereit. Freuen wir uns darauf!

Körperliche Folgen
einer Blockierung des Sakral-Chakras

✳ Sie haben Schmerzen in der Hüfte und leiden bei jedem Schritt.

✳ Ihr Iliosakralgelenk im unteren Bereich der Wirbelsäule bereitet Ihnen häufig Schwierigkeiten.

✳ Sie haben immer wieder Blasenentzündungen.

✳ Sie haben Probleme mit den Nieren bis hin zu Nierensteinen.

✳ Sie nehmen trotz Kalorienreduktion kaum ab.

✳ Sie leiden unter Stoffwechselstörungen, Ablagerungen an den Gelenken und Gefäßen oder rheumatischen Beschwerden.

✳ Ihre Schleimhäute sind anfällig (häufig Schnupfen oder stets trocken).

✳ Sie leiden trotz guter Pflege unter unreiner Haut.

Speziell bei Frauen:

✳ Regelstörungen wie Krämpfe oder andere Anomalien.

✳ Erkrankungen der Gebärmutter, Eierstöcke oder Eileiter.

✳ Sie gelten als »unfruchtbar«, obwohl die betreffenden Organe keine Störungen aufweisen.

Speziell bei Männern:

✳ Beschwerden beim Wasserlassen.

✳ Prostatavergrößerung.

✳ Erkrankungen der Hoden bis hin zu Unfruchtbarkeit.

- Sie bekommen keine Erektion, obwohl Sie weder rauchen noch Alkohol trinken.
- Sie leiden unter vorzeitigem Samenerguss (Ejaculatio praecox).

Psychische Folgen
einer Blockierung des Wurzel-Chakras

- Sie spüren ständig eine innere Unruhe.
- Sie fühlen sich mal himmelhochjauchzend, mal zu Tode betrübt.
- Ein Tag kommt Ihnen so langweilig wie der andere vor.
- Sie neigen dazu, anderen giftige Antworten zu geben.
- Sie reagieren leicht säuerlich beziehungsweise richtig sauer selbst auf wohlgemeinte Kritik.
- Sie haben Schwierigkeiten, Altes loszulassen, zum Beispiel eine vergangene Liebe, aber auch Gegenstände, wie alte Kleidung oder Möbel. Im Extremfall wird man zum sogenannten Messie, einem Menschen, der vor lauter Krimskrams kaum noch freien Raum um sich hat.
- Sie sind nachtragend und können erlittene Verletzungen nur schwer verzeihen.
- Sie leben stets mit den Gedanken in der Vergangenheit. Ein Beispiel dafür ist der Rentner, der nur von seinen glorreichen Tagen als Arbeitnehmer erzählt, oder die einst schöne Frau, die in Erinnerungen an ihre früheren Verehrer schwelgt.
- Sie überschütten andere mit Zuwendungen und Geschen-

ken, können selbst aber nur schwer etwas annehmen (auch Komplimente).

⚜ Sie sehen bei Geschenken nur den materiellen Wert.

⚜ Sie haben Angst vor Nähe, lassen sich zum Beispiel auch nicht gern in den Arm nehmen und empfinden bisweilen sogar Ekelgefühle bei allem Körperlichen. Dabei kann es sich sowohl um menschliche Kontakte als auch um den Anblick von Körperflüssigkeiten wie Blut, Sperma, Urin und Kot handeln.

⚜ Sie leiden unter Waschzwang, sind also geradezu hysterisch darauf bedacht, mehrmals am Tag zu duschen, ständig die Hände zu waschen oder alles mit keimtötenden Mitteln abzuwischen.

⚜ Sie können sich beim Sex nicht fallenlassen, ziehen beispielsweise ständig den Bauch ein oder bestehen darauf, beim Sex das Licht zu löschen.

Wenn Sie ehrlichen Herzens feststellen, dass Sie unter der einen oder anderen Störung leiden, sollten Sie die folgenden Überzeugungen kritisch durchlesen, die auch Sie aller Wahrscheinlichkeit nach hegen und die zu einer Blockierung des Sakral-Chakras geführt haben.

Überzeugungen, die zur Blockierung des Sakral-Chakras führen

⚜ »Gut läuft es immer nur bei den anderen.«

⚜ »Freu dich bloß nicht zu früh.«

- »Das würde ich mich nie trauen.«
- »Ich würde es schon gerne wollen, aber ich traue mich nicht.«
- »Das haben wir schon immer so gemacht.«
- »Früher war alles besser.«
- »Wenn ich noch mal auf die Welt komme, mache ich alles (vieles) besser.«
- »Das Leben ist nun mal ein Jammertal, aber im Jenseits wartet auf mich das Paradies.«
- »Was ich alles mitgemacht habe! Kein Wunder, dass es mir so schlechtgeht.«
- »Wo kämen wir denn hin, wenn alle das täten!«
- »Im Leben zählen nur Haltung und Selbstdisziplin.«
- »Das tut man einfach nicht.«

Natürlich erhebt diese Aufzählung keinen Anspruch auf Vollständigkeit. Aber lassen Sie sich doch mal den einen oder anderen Satz ganz genüsslich auf der Zunge zergehen. Was löst er in Ihnen aus? Heiterkeit, Gelassenheit oder gar Lebensfreude? Das würde mich doch sehr wundern, es sei denn, Sie gehören zu den Masochisten, denen es bekanntlich erst gut geht, wenn sie etwas zum Jammern haben. Nein, ganz im Ernst. Wer Sätze wie die oben erwähnten zu seinen Überzeugungen zählt, schließt ein Leben in Frieden und Freuden für sich aus. Zugrunde liegt – das haben wir ja bereits in früheren Kapiteln dargelegt – eine falsche Prägung durch Vertrauenspersonen unserer Kindheit. Da fielen zum Beispiel Sätze wie »Um Gottes willen, lass das! Was sollen denn die anderen dazu sagen«, wenn ein Kind, vergnügt und vielleicht ein wenig übermütig nackt in den Garten laufen wollte – wobei die anderen bei Oma oder Tante Greta anfangen und bis zum Lehrer oder Nachbarn reichen können. In jedem Fall wird uns dadurch aber vermittelt, dass wir tunlichst auf alles, was nicht in die Norm passt, verzichten müssen. Und die Norm legen andere fest. Was uns guttäte oder richtig für uns wäre, danach wird nicht gefragt.

Auch eine Erziehung zu übertriebener Sauberkeit hinterlässt bei Kindern hässliche Spuren. Sei es, dass das Kleinkind aufs Töpfchen gezwungen wurde, obwohl es das viel lustiger fand, hemmungslos in die Windeln zu piseln (aber das gleichaltrige Kind der besten Freundin war ja bereits seit einem Monat stubenrein). Oder der Säugling musste erfahren, dass die Mutter erst sein Erbrochenes aufwischte, ehe sie sich darum kümmerte, warum es ihm schlecht geworden war. Und wie stand es mit Haustieren? Waren sie – aus Hygienegründen – tabu, oder wurden sie wie Familienmitglieder behandelt: Machten sie Dreck, wurde er kommentarlos weggewischt. Letzteres hätte eine durchaus positive Signalwirkung. Auch das Drehbuch für unsere Partnerrolle verdanken wir meist unseren engsten Angehörigen. Deshalb lohnt es sich, einmal darüber nachzudenken, wie beispielsweise die Eltern miteinander umgingen. Ließen sie Nähe zu, küssten sie sich ungeniert vor den Kindern, tanzten sie auch mal eng umschlungen im Wohnzimmer? Oder hielten sie Abstand voneinander, sobald Augenzeugen dabei waren?

Um keine Missverständnisse aufkommen zu lassen: Bei all diesen Beispielen handelt es sich nicht um Schuldzuweisungen. Wer auch immer uns einen »Floh« ins Ohr gesetzt hat, sprich: eine verhängnisvolle Überzeugung, handelt fast nie aus bösem Willen. Im Grunde ist ja auch er ein Opfer seines Denkens und muss letzten Endes selbst die Konsequenzen für ein entbehrungsreiches oder vom Putzfimmel bestimmtes Leben tragen. Es geht vielmehr darum, herauszufinden, ob bei uns eine Art »Impfung« vorliegt. Sollten Sie beim Lesen dieser Zeilen auf kein passendes »Serum« gestoßen sein, obwohl Sie körperliche oder seelische Probleme haben, liegt es vermutlich daran, dass Sie sich an die Schlüsselsätze Ihrer Kindheit nicht mehr erinnern oder Sie sie verdrängt haben. Auch hier hilft die im Kapitel »Affirmationen« beschriebene Technik.

Ich wage allerdings zu behaupten, dass hierzulande die Mehrheit ihre innersten Wünsche und Sehnsüchte unterdrückt und deshalb mit stark gebremstem Sakral-Chakra durchs Leben geht. Dazu muss man sich nur ein paar Werte vor Augen führen, die in unserer Gesellschaft hochgehalten werden. Unauffälliges Benehmen, beispielsweise. Mal Hand aufs Herz: Wie reagieren Sie, wenn jemand neben Ihnen scheinbar unmotiviert laut lacht? Freuen Sie sich mit ihm, dass es ihm so gut geht, schauen Sie peinlich berührt zur Seite oder denken Sie im Stillen, er müsse nicht ganz dicht sein? Wenn wir feststellen, dass wir dazu neigen, das Verhalten anderer zu verurteilen, liegt immer eine Blockierung des Sakral-Chakras zugrunde. Denn wer zu seinen Vorlieben steht und sich das Recht herausnimmt, sie zu leben, billigt auch anderen dieses Recht zu. Er ist – um es mit einem Wort zu sagen – tolerant. Mit den folgenden Übungen bringen Sie ein aus dem Gleichgewicht geratenes Sakral-Chakra wieder in Schwung.

Übungen zur Stärkung des Sakral-Chakras

1. Übung

Stellen Sie sich aufrecht hin, lassen Sie die Schultern nicht hängen, die Füße parallel zueinander, die Hände in die Taille gestützt (s. Abb. 5).

Beschreiben Sie mit der Hüfte eine Acht. Bringen Sie dabei den Bauch in der Vorwärtsbewegung so weit wie möglich nach vorne. Strecken Sie bei der Bewegung nach hinten den Po raus (ähnlich wie beim Bauchtanz). So lange wiederholen, bis sich ein Gefühl der Lockerheit einstellt. Diese Übung kann man auch beim Zähneputzen machen.

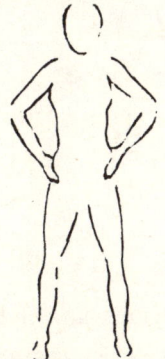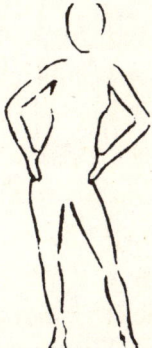

Abb. 5

2. Übung

Ausgangsstellung der Beine siehe oben. Stützen Sie zunächst die linke Hand in die Taille (s. Abb. 6). Halten Sie die rechte Hand locker über dem Kopf. Jetzt nach links beugen. Achten

Sie darauf, dass die rechte Seite langsam, aber gut gedehnt wird. Es kommt nicht auf den Schwung an, sondern auf die Streckung. In der Ruhestellung ein-, bei der Dehnung (sie erfolgt am besten in drei Etappen) ausatmen.

Nach zehn Dehnungen auf die linke Seite, zehnmal nach rechts beugen. Dabei ist die rechte Hand in der Taille, die linke über dem Kopf.

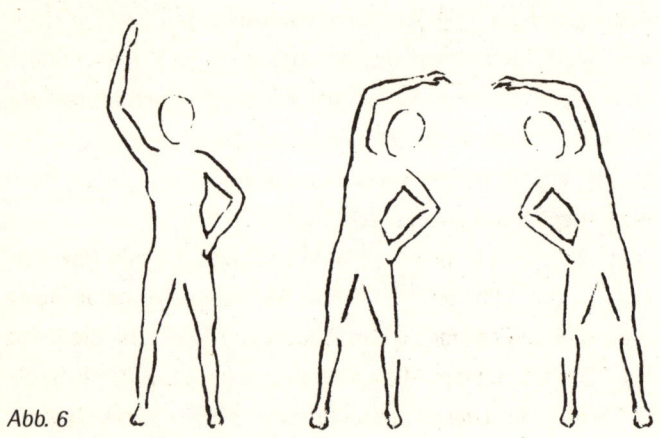

Abb. 6

3. Übung

Setzen Sie sich mit gekreuzten Beinen auf den Boden. Fassen Sie mit beiden Händen Ihre Fußgelenke und atmen Sie tief ein (s. Abb. 7).

Drücken Sie Ihre Wirbelsäule nach vorne, so dass sich die Brust hebt und das Becken nach vorne kippt (Hohlkreuz). Beim Ausatmen drücken Sie die Wirbelsäule nach hinten und ziehen das Gesäß nach vorne (Katzenbuckel). Wiederholen Sie die Übung mehrmals. Sie können sie auch mit der Farbe

Orange oder mit einer Affirmation aus der folgenden Liste verbinden.

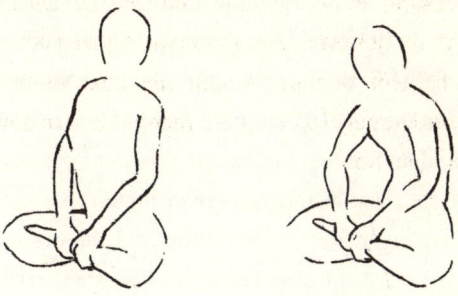

Abb. 7

4. Übung

Legen Sie sich auf den Rücken und stützen Sie den Oberkörper mit den Ellbogen ab (s. Abb. 8). Heben Sie beide Beine etwa dreißig Zentimeter vom Boden. Grätschen Sie die Beine beim Einatmen. Beim Ausatmen überkreuzen Sie die gestreckten Beine. Mit jeder Wiederholung die Beine etwas höher heben, bis sie etwa einen Meter über dem Boden sind. Danach geht's wieder Richtung Boden.

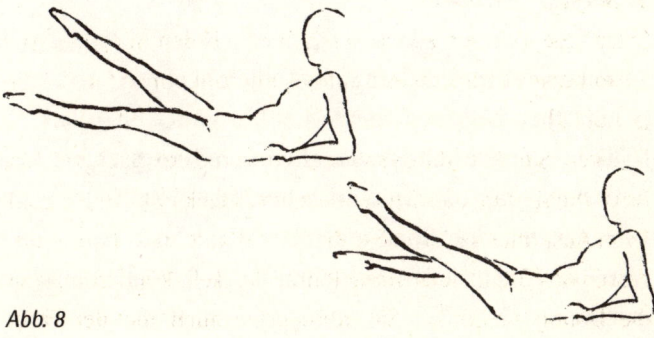

Abb. 8

5. Übung

Setzen Sie sich bequem hin. Schließen Sie die Augen. Konzentrieren Sie sich jetzt auf das Sakral-Chakra, das sich etwa einen Zentimeter unter Ihrem Nabel befindet. Visualisieren Sie die Farbe Orange. Stellen Sie sich jetzt vor, wie Sie beim Einatmen die Farbe Orange ins Sakral-Chakra inhalieren und anschließend wieder ausatmen. Wie sieht die ausgeatmete Farbe aus? Ist sie so »sauber« wie der Input, oder hat sie Flecken? Wiederholen Sie die Übung fünfmal, mindestens aber so lange, bis die ausströmende Farbe mit der inhalierten identisch ist.

Affirmationen für das Sakral-Chakra

Um den falschen Überzeugungen, die das Sakral-Chakra lähmen, den Garaus zu machen, eignen sich die folgenden Affirmationen. Suchen Sie sich einen Satz aus, der Ihnen zusagt, oder formulieren Sie ihn um nach Ihren Bedürfnissen. Wichtig ist nur, dass er eine Bejahung und in der Gegenwartsform (Präsens) ist.

* »Ich lasse alles hinter mir, was mich beengt.«
* »Das Leben begeistert mich. Ich bin voller Energie.«
* »Die Vergangenheit ist vergeben und vergessen.«
* »Ab heute zählt für mich nur noch das Jetzt.«
* »Ich tue, was mir Spaß macht.«
* »Freude und Frieden begleiten mich bei allem, was ich tue.«

- ✸ »Ich genieße das Leben.«
- ✸ »Mein Leben ist voll schöner Erfahrungen und Erleb-
  nisse.«
- ✸ »Ich sehe in allem die gute Seite.«

Das Solar-Chakra

Du kannst dir nicht vorstellen, was ich heute für ein Glück hatte!«, erzählt eine Frau ihren Freundinnen. »Ich ging von der U-Bahn in Richtung Büro, genau den Weg, den ich jeden Morgen laufe. Plötzlich ging ich auf die andere Straßenseite. Keine Ahnung, wieso. Es war einfach nur so ein Gefühl. Und genau in diesem Augenblick ist eine Dachlawine hinuntergesaust. Wäre ich an dem Haus vorbeigekommen, hätte ich mindestens eine Gehirnerschütterung davongetragen.«

Einhelliges Kopfnicken und ein paar tiefe Seufzer sind die Antwort. Ja, da kann man wirklich von Glück reden!

Plötzlich erinnern sich alle Frauen an ein ähnliches Erlebnis: Die eine war in eine unbekannte Straße eingebogen und hatte genau dort das Geschäft gefunden, das sie suchte, aber ganz woanders vermutet hatte. Die andere hatte, entgegen ihrer sonstigen Gewohnheit, eine E-Mail nicht geöffnet. Am nächsten Tag erfuhr sie aus der Zeitung, dass genau diese Mail einen gefährlichen Computervirus enthielt, der alle ihre Daten vernichtet hätte. Und eine erzählt, wie sie unlängst beim Staubsaugen das Gerät ausschaltete, weil sie glaubte, sie hätte einen leisen Hilferuf vernommen. »Da war nichts«, sagt sie. »Aber es zog mich zum Aquarium. Und ob ihr es glaubt oder nicht, da steckte einer der Zitronensalmler meiner Tochter kopfüber im Filter fest. Ich habe ihn dann vorsichtig am Schwanz gepackt und herausgezogen. Danach schwamm er munter weiter.«

»Wenn wir alle Handlungen unterließen, für die wir den Grund nicht kennen oder die wir nicht rechtfertigen können, wären wir wahrscheinlich bald tot.« Das sind die weisen Worte des österreichischen Wirtschaftswissenschaftlers und Nobelpreisträgers Friedrich August von Hayek. Sie beschreiben allerdings nicht, was viele gemeinhin als Glück bezeichnen, wie unser Beinahe-Lawinenopfer. Vielmehr geht es um die Intuition des Menschen, das untrügliche Bauchgefühl, genau im richtigen Moment und ganz spontan eine Entscheidung zu treffen, die sich im Nachhinein als die richtige herausstellt und auf die wir möglicherweise gar nicht gekommen wären, wenn wir gründlich nachgedacht hätten. Das liegt daran, dass unser Unterbewusstsein in der Lage ist, mehr Informationen zu berücksichtigen als das Gehirn. Auf dieser Erkenntnis basiert die fernöstliche Weisheit: »Entscheide aus dem Bauch heraus.«

Es gibt sogar Untersuchungen zu diesem Thema. Sie alle besagen, dass Menschen, die sich spontan für etwas entscheiden – sei es für den Kauf eines Bildes oder die Wahl des Lebenspartners – glücklicher und zufriedener mit der Situation sind als jene, die sich nach langen Überlegungen zu einem Entschluss durchgerungen und womöglich noch aufwendige Pro- und Kontra-Listen erstellt haben. Man nennt die einen »Minimierer«, weil sie offensichtlich mit ganz wenigen, oft unbewussten Informationen zum Ziel kommen, während die anderen die »Maximierer« sind, weil sie versuchen, so viele Umstände wie möglich zu berücksichtigen. Meiner Meinung nach müssten die Bezeichnungen exakt vertauscht werden. Denn ist es nicht absolute Spitze, mit so wenig Input wie möglich, das Maximale aus einer Situation herauszuholen?

Ich wage zu behaupten, dass jeder von uns schon in einer Situation war, wo er sich intuitiv für das Richtige entschieden hat. Zumindest aber haben wir von geradezu unglaublichen »Zufällen« gehört. Da buchte ein Urlauber ohne jeden zwingenden Grund seinen Flug um – und die ursprünglich geplante Maschine stürzte ab. Wenn der Betreffende zurückblickt, erinnert er sich meist nur an ein »komisches Gefühl«, das ihn zu seiner lebensrettenden Handlung trieb.

Bei den meisten Menschen bleiben diese Erfahrungen auf Einzelaktionen beschränkt. Das liegt daran, dass sie an vielen Tagen wie Marionetten durchs Leben laufen, fremdgesteuert von ihren Gefühlen. Da kann Intuition nicht frei agieren. So ist ein euphorischer Mensch, der auf Wolke sieben schwebt, nicht in der Lage, intuitiv eine »Bedrohung« wahrzunehmen. Sei es im Straßenverkehr oder in seiner Beziehung. Man spricht dann gern von der rosaroten Brille. Sie trübt nicht nur unseren Verstand, sondern auch das Unterbewusstsein, wo die Intuition ihr Zuhause hat. Genauso wenig ist ein ängstlicher oder wütender Mensch fähig, den Silberstreif am Horizont zu sehen. »Blind vor Wut« heißt schließlich nichts anderes als: Die Gefühle engen den Blickwinkel ein und lassen keinen Raum für Wege, die das Universum in Form von intuitiven Geistesblitzen anbietet. Es kommt zwar mitunter zu dunklen »Ahnungen«, die sich jedoch in der Regel aber meist als Einbildungen herausstellen, ausgelöst durch die negativen Gefühle, die im Betreffenden schlummern. Oder denken Sie an einen Menschen, der rund um die Uhr durchs Leben hetzt. Die innere Stimme spricht ganz leise. Sie braucht Stille, um gehört zu werden. Wie könnte sie sich bei Hektik und Lärm Gehör verschaffen?

Damit Intuition zum Zug kommen kann, ist es wichtig, für Ruhe zu sorgen. Um zur Ruhe zu kommen, reichen manchmal schon ein ausgedehnter Spaziergang durch den Wald oder ein paar Minuten des Innehaltens, etwa bei einer Meditation. Und, was dabei ganz wichtig ist: Die Emotionen müssen im Gleichgewicht sein. Das erreicht man am besten, wenn man seinem Solar-Chakra sowohl durch körperliche als auch durch geistige Übungen zur Blüte verhilft. Dann ist man in der Lage, jederzeit in sein Innerstes zu horchen und dort die richtigen Antworten auf Fragen zu finden, die unser Leben betreffen. Das ist meines Erachtens ein guter Grund, um sich intensiv um das dritte Energiezentrum auf der Kundalini-Leiter zu kümmern. Schließlich heißt es im Sanskrit nicht umsonst Manipura, was so viel bedeutet wie »Stadt der Juwelen«. Und in der Tat birgt dieses Energiezentrum viele kostbare Schätze, mit denen es sich entspannt und glücklich leben lässt.

Das Solar-Chakra ist ein Powerzentrum, das zwei Energie-strudel hat. Der eine liegt vorne, etwa in Höhe des Magens, der andere im mittleren Rückenbereich unterhalb der Schulterblätter.

Es ist das dritte Chakra auf der Kundalini und steht in direkter Verbindung mit dem sechsten, dem Stirn-Chakra, dem sogenannten Dritten Auge, das nicht nur für gute Intuition, sondern auch für Hellsichtigkeit sorgt.

Das Solar-Chakra strahlt in kräftigem Sonnengelb und pulsiert mit etwa 500 bis 700 Hertz.

Es steuert auf der körperlichen Ebene unser Verdauungssystem: die oberen Teile des Darms, den Magen, die Leber, die Gallenblase und die Milz, weshalb es auch Milz-Chakra genannt wird, sowie die Bauchspeicheldrüse, die wiederum unser Hormon- und Enzymsystem regelt.

Es reguliert unser zentrales Nervensystem, wodurch wir Einfluss auf unsere Gefühle nehmen können.

Es versorgt die lebensnotwenigen Mikroorganismen unseres Körpers, zum Beispiel die Darmbakterien, mit der nötigen Energie, damit sie ihre Aufgaben erfüllen können.

Läuft es rund, erkennt es auch die schädlichen Mikroorganismen und bewahrt uns vor Erkrankungen.

Es ist das Zentrum unseres Unterbewusstseins und damit der Gefühle – auch des unschätzbaren Bauchgefühls, der Intuition.

Und, was ganz wichtig ist – hier entscheidet sich, wie wir unsere Außenwelt wahrnehmen und wie wir wahrgenommen werden, also welches Gesicht wir der Welt zeigen, sonnig oder düster.

Das sollten Sie wissen

Das Solar-Chakra ist das letzte der drei körperbetonten Chakras. Aber bereits die Redewendungen, die wir in seinem Zusammenhang gebrauchen, zeigen deutlich, dass die psychische und geistige Ebene am stärksten davon betroffen sind. Äußerungen wie: »dem ist eine Laus über die Leber gelaufen«, »das finde ich zum Kotzen« oder diese Nachricht muss ich erst einmal »verdauen«, »das ist mir auf den Magen geschlagen«, weisen zwar darauf hin, dass dieses Organ gerade nicht in Topform ist, als Ursache aber Gründe von außen in Betracht gezogen werden müssen, etwa ein Streit mit Freunden, die Enttäuschung über eine abgesagte Urlaubsreise oder die Aufregung vor einer Prüfung.

Es sind also die Gefühle, die über unser Wohlbefinden – auch auf der körperlichen Ebene – mitentscheiden. Das beste Beispiel für die positive Wirkung einer positiven Emotion ist ein frisch Verliebter. Er fühlt sich, als könne er Bäume ausreißen. Handelt es sich dagegen um Gefühle, die uns hinunterziehen, wie Trauer oder Wut, machen wir schnell schlapp. Daher sagen Mediziner, wenn ihre Bemühungen erfolglos sind und sie keinerlei organische Ursachen für die Beschwerden eines Patienten finden: »Das ist psychosomatisch.« Das heißt im Klartext nichts anderes als: Da gibt es etwas in Ihrem Leben, was Ihnen nicht guttut, das Sie so beeinflusst, dass Sie sich krank fühlen.

Der Patient geht dann oft mit dem Gefühl nach Hause, ihm könne keiner helfen. Das ist nicht ganz von der Hand zu weisen. Denn es liegt in der Tat an uns selbst, ob wir die Beschwerden als unabänderlich hinnehmen oder ob wir versuchen herauszufinden, was dieses »große Unbekannte« ist, das uns das Dasein derart verleidet, dass wir krank geworden sind. In der Regel lassen sich die Probleme auf einige wenige reduzieren, die sich allerdings in den unterschiedlichsten Facetten präsentieren können: Wir sind unzufrieden mit einem oder mehreren Menschen in unserer Umgebung oder gar mit dem Zustand der ganzen Welt. Es ist also eine Frage, in welcher Beziehung wir zu unserer Außenwelt stehen. Am einfachsten wäre es natürlich, man vermiede möglichst alle gestörten Kontakte oder aber die anderen würden ihr Verhalten ändern. Damit kämen wir ganz leicht klar. Das ist ein frommer Wunsch, funktioniert aber leider nicht, wie uns das Leben tagtäglich beweist.

Das hängt mit dem sogenannten Spiegelgesetz zusammen, das besagt, dass wir ein Gegenüber brauchen, um unser Selbst wahrzunehmen. Wenn wir also Knatsch mit anderen haben, soll uns das lediglich zeigen, dass wir selbst »Entwicklungshilfe« benötigen. Eine Verkäuferin war zu Ihnen unhöflich? Dann können Sie mit an Sicherheit grenzender Wahrscheinlichkeit davon ausgehen, dass auch Sie zumindest hin und wieder zu anderen etwas unwirsch sind. Oder Sie wären es gerne, verkneifen es sich aber, weil sie sich nicht trauen oder einfach gut erzogen sind. Wer des Öfteren belogen wird, sollte einmal überlegen, wie genau er es selbst mit der Wahrheit nimmt. Die Ausrede, man greife nur zur »Notlüge« oder verschweige lediglich etwas Wesentliches, gilt nicht. Das Universum macht da nämlich keinen Unterschied. Nicht etwa, weil es gehässig wäre, ganz im Gegenteil. Da unser Lebenssinn darin besteht, uns weiterzuentwickeln, brauchen wir das negative Vorbild, um unseren »Fehlern« auf die Spur zu kommen. Wer das Spiegelgesetz kennt, hat es, so gesehen, auch nicht mehr nötig, sich über andere aufzuregen. Statt stundenlang zu lamentieren, dass mir jemand den Parkplatz vor der Nase weggeschnappt hat, kann ich gleich überlegen, in welchen Situationen ich selbst eine gewisse Portion Rücksichtslosigkeit walten lasse.

Die Selbsterkenntnis ist allerdings kein Grund dafür, in Sack und Asche zu gehen. Wir leben nun einmal in einer dualen Welt: Wo Licht ist, ist auch Schatten, heißt es. Das Gute gibt es nicht ohne das Böse. Ja, wir würden Eigenschaften gar nicht wahrnehmen und beschreiben können, gäbe es nicht deren Gegenteil. Wie könnten wir denn jemanden als schön bezeichnen, wenn wir nicht gleichzeitig das Bild eines hässlichen Menschen vor Augen hätten? Oder als sanft, wenn wir es noch nie mit einem Grobian zu tun hatten? So gesehen hat auch das scheinbar Negative eine wichtige Funktion in dieser Welt. Allein schon aus diesem Grund sollten wir uns hüten, es zu verteufeln. Wer das beherzigt, spart sich im Leben eine Menge Ärger, der ja bekanntlich nicht dazu angetan ist, dass wir uns gut fühlen.

Hilfreich für die Seelenhygiene ist auch die Erkenntnis, dass jeder Charakterzug, den jemand an den Tag legt, auch in seiner Umkehrung in ihm schlummert. Und je ausgeprägter er ist, desto intensiver äußert sich die Kehrseite. Das ist beispielsweise der Egoist, der stets darauf bedacht ist, seine Schäfchen im Trockenen zu haben, aber das eigene Kind nach Strich und Faden verwöhnt. Oder der Misstrauische, der hinter jedem Busch Gefahr wittert, aber dann auf eine Frau hereinfällt, die nur sein Bestes will – sein Geld. Zwei extreme Beispiele, zugegeben. Aber überlegen Sie ganz in Ruhe. Kennen Sie wirklich jemanden, der nur aus schlechten Eigenschaften besteht? Sie mögen vordergründig sein, in entscheidenden Situationen sogar dominieren. Doch bei näherer Betrachtung ist auch das größte Ekelpaket mal hilfsbereit, freundlich, liebenswert. Und der nach außen hin vielleicht »hässliche« Mensch hat etwas an sich, was für sich allein betrachtet als schön bezeichnet werden kann – sein Mund, die Haare oder ein Wesenszug, der uns für ihn einnimmt.

Es lohnt sich tatsächlich, nach dem Guten zu suchen und es nicht mehr aus den Augen zu lassen. Die folgende Geschichte, die sich wirklich zugetragen hat, verdeutlicht, wie sehr sich unser Leben verändert, wenn wir uns für das Positive entscheiden:

Eine Lehrerin bat ihre Schüler, eine der netten Eigenschaften eines jeden Mitschülers aufzuschreiben. Dann sammelte sie die Zettel ein und legte für jedes Kind eine Liste an, auf der stand, was die anderen an ihm schätzten: Allgemeines wie hübsch, gescheit, sportlich, aber auch Besonderheiten wie: teilt sein Pausenbrot, hört gut zu, bringt mich zum Lachen. Viele Jahre später – die Lehrerin war längst verstorben – trafen sich ein paar ehemalige Schüler auf der Beerdigung eines Klassenkameraden, der tödlich verunglückt war. Nach der Trauerfeier sprachen sie den Eltern ihr Beileid aus. Da zog der

Vater des Verstorbenen ein zerknittertes Blatt Papier aus seiner Manteltasche. Es war völlig abgegriffen, wie ein Liebesbrief, den man hundertmal gelesen hat. Er zeigte es den ehemaligen Schulkameraden. »Das hat man bei unserem Sohn gefunden. Es ist von seiner früheren Lehrerin. Er hat es in seiner Brieftasche aufbewahrt. Wisst ihr etwas darüber?« Daraufhin zogen alle einen ähnlich zerfledderten Zettel aus ihren Portemonnaies, Taschen und Sakkos. Und einer der Männer sagte: »Ich habe mich mein ganzes Leben lang bemüht, den Eigenschaften auf dieser Liste gerecht zu werden.«

Die Geschichte lehrt unter anderem: Wer seine Stärken kennt, kann sie auch leben, und er wird leichter mit seinen Schwächen fertig. In diesem Zusammenhang bekomme ich manchmal zu hören, das Negative gehöre zum Ego einer Person, mache ihre Authentizität aus. Das stimmt schon. Zumindest gilt das für den Augenblick. Was aber, wenn ein bestimmter Wesenszug, zum Beispiel der Geiz, immer wieder Ärger mit den Mitmenschen verursacht? Macht es da nicht Sinn, sich von ihm zu verabschieden und das Ego ein wenig aufzupolieren? Und da das Positive in uns ja bereits darauf wartet, zum Zug zu kommen, müssen wir es im Grunde nur noch zulassen. Das erreichen wir aber nur, wenn wir die ungeliebte Eigenschaft aus unserem Leben »entlassen«. Doch mit Kündigungen ist das so eine Sache. Den Fehler werden wir nämlich nur los, wenn wir – als allerersten Schritt – offen und ehrlich zu ihm stehen. Erst wenn wir uns eingestehen, dass wir ungeduldig sind, können wir darüber nachdenken, worauf wir so ungestüm reagieren. Ist es die Begriffsstutzigkeit unseres Gegenübers, sein schleppender Gang, die Art, wie er eine Aufgabe anpackt? Auch hier sind wir aufgefordert, genauer hinzusehen. Schließlich will uns der andere ja nicht zwangsläufig ärgern. Bei einigen reicht bereits diese Erkenntnis, damit sie etwas gütiger werden. Andere müssen sich erst an eigene Macken erinnern, um anderen etwas nachzusehen. Und vielleicht hilft jemandem der Satz: »Es gibt viele Arten, das Geschirr zu waschen, und immer wird es sauber«, damit er Partnern, Freunden oder Arbeitskollegen gegenüber etwas nachsichtiger wird.

Nicht nur unsere Wesenszüge, auch unsere Gefühle unterliegen dem dualen System. Wer traurig ist, kann auch fröhlich sein. Und niemand ist sein ganzes Leben lang nur neidisch. Denn Emotionen bedingen ein Gegenüber, ein Außen, um sich zu zeigen. Ich kann mir nur schwerlich einen Mann allein auf der Couch vorstellen, der aus dem Nichts heraus aufspringt und wütend durch die Wohnung brüllt. Sehr wohl aber einen Mann, der das tut, weil jemand im Nebenzimmer laute Musik spielt und seinen Mittagsschlaf stört. Und was den Neid betrifft: Auch dafür ist etwas von außen nötig, um ihn zu wecken. Es kommt nicht zuletzt auf die Gemütslage eines Menschen an, wie er mit diesem nagenden Gefühl umgeht. Lebt jemand selbst in einer innigen Beziehung, gönnt er dem Liebespaar neben sich auf der Parkbank weit mehr sein Glück, als wenn er sich einsam und verlassen fühlt. Auch bei Gefühlen sollte man also genauer hinsehen, wodurch sie ausgelöst wurden. Mal sind sie berechtigt, mal absolut entbehrlich. In jedem Fall tun wir uns selbst einen Gefallen, die goldene Mitte anzustreben.

Nehmen wir als Beispiel einen Menschen, der den einen Tag himmelhochjauchzend, am andern zu Tode betrübt ist. Mal schlägt sein Psychopendel in die eine, mal in die andere Richtung, und oft weiß nicht einmal er selbst, was den Umschwung bewirkt. Je heftiger der Ausschlag des Pendels – das ist hier eindeutig der Fall –, desto größer ist die innere Zerrissenheit. Deshalb tun wir gut daran, uns durch die Aktivierung des Solar-Chakras so weit wie möglich der Balance zu nähern. Der erstrebenswerte Zustand heißt Gelassenheit.

Als ich das während eines Themenabends erwähnte, meinte eine Teilnehmerin, das müsse ein völlig langweiliges Leben sein, das keine Höhen und Tiefen kenne. Das kann man selbstverständlich so sehen. Allerdings muss man die Tiefen auch aushalten können. Negative Gefühle kosten uns viel Kraft, meist mehr, als wir zur Verfügung haben. Und sie zu unterdrücken, benötigen wir etwa die gleiche Energie. Deshalb ist auch hier angeraten zu akzeptieren, dass uns etwas ärgert, traurig macht oder verletzt. Aber dann sollten wir nicht in diesem Zustand bleiben. Schließlich ist er nur eine Reaktion auf ein Ereignis, das bereits hinter uns liegt. Wozu in der Vergangenheit verweilen, wenn wir doch im Hier und Jetzt leben!

Meinen Sie, dass es nicht geht, zum Beispiel Unmut ganz schnell hinter sich oder gar nicht mehr hochkommen zu lassen? Und ob! Auch hier hilft das Spiegelgesetz – vorausgesetzt es war das Verhalten eines anderen, das uns wütend gemacht hat. Statt uns zu ärgern, können wir uns überlegen, womit wir andere auf die Palme bringen. Und daran arbeiten. Das ist in jedem Fall besser, und zwar nicht nur für die anderen, sondern auch für uns selbst. Denn negative Gefühle schwächen so lange unser Solar-Chakra, bis es irgendwann seine Aufgaben nicht mehr erfüllt und wir krank werden. Damit es nicht so weit kommt, ist die Aktivierung des Solar-Chakras erfahrungsgemäß eine große Hilfe. Denn je runder es läuft, desto mehr sind unsere Wesenszüge und Gefühle in der Balance. Nicht umsonst sagt man von einem liebevollen, fröhlichen Menschen, er sei ausgeglichen. Dieser Zustand ist die wesentliche Voraussetzung dafür, dass wir unserem Bauchgefühl in jeder Situation trauen können. Ansonsten verbergen sich hinter Ahnungen meist nur unbewältigte Gefühle, Ängste etwa. Die lassen uns Schlimmes befürchten. Aber mit Intuition hat das nichts zu tun.

Körperliche Folgen
einer Blockierung des Solar-Chakras

- ✿ Häufige Appetitlosigkeit.
- ✿ Man verträgt viele Gerichte schlecht oder gar nicht.
- ✿ Verdauungsstörungen wie: Blähungen, Sodbrennen, Magendrücken, häufiges Aufstoßen, Bauchkrämpfe bis hin zu Koliken.
- ✿ Sogenannter nervöser Magen.
- ✿ Pilzbefall im Darm. Er entsteht, weil das Solar-Chakra unsere Mikroorganismen im Körper mit Energie versorgt. Ist das dritte Chakra intakt, nährt es nur jene Keime, die uns nützen. Ist es gestört, wachsen auch die schädlichen.
- ✿ Diabetes (hängt mit einer Dysfunktion der Bauchspeicheldrüse zusammen).

Psychische Folgen
einer Blockierung des Solar-Chakras

- ❀ Nervosität man ist fahrig, unkonzentriert.
- ❀ Ängstlichkeit – man zuckt beim kleinsten Geräusch zusammen.
- ❀ Unsicherheit – man wird leicht verlegen (rot), traut sich nicht, vor einer Gruppe zu sprechen, selbst wenn sie klein ist.
- ❀ Man hat häufig das Gefühl, die anderen schauen einen schief an oder würden über einen reden.
- ❀ Man ist mal himmelhochjauchzend, mal zu Tode betrübt.
- ❀ Man heuchelt öfter mal Gefühle, weil man glaubt, die anderen erwarteten sie von einem.
- ❀ Man fühlt sich innerlich völlig leer und empfindungslos.
- ❀ Man fühlt sich schwermütig, hat möglicherweise sogar eine Depression.
- ❀ Man hat an nichts mehr Freude.
- ❀ Man hat wenig oder kein Selbstvertrauen.
- ❀ Man hat das Gefühl, die anderen könnten immer alles besser.
- ❀ Man ist schnell beleidigt, verletzt, wütend, traurig oder neidisch. (An dieser Stelle können Sie jede Ihrer Meinung nach negative Eigenheit einsetzen, die Sie haben).
- ❀ Man hat dunkle Ahnungen, die sich aber häufig als falsch herausstellen.

Auch in diesem Fall gilt: Sollten Sie die eine oder andere Störung bei sich häufiger feststellen oder von anderer Seite bestätigt bekommen (auch durch das Spiegelgesetz), lohnt es sich, dem dritten Energiezentrum erhöhte Aufmerksamkeit zu schenken. Denn eine Blockade bedeutet auch, dass die persönliche Weiterentwicklung stark eingeschränkt ist. Also heißt es, auf die häufigsten Ursachen zu achten, die dem Solar-Chakra den »Saft« abdrehen.

Überzeugungen, die zur Blockierung des Solar-Chakras führen

* »Es kann der Frömmste nicht in Frieden leben, wenn es dem bösen Nachbarn nicht gefällt.«
* »Wenn sich die anderen mehr bemühten, wäre alles leichter.«
* »Ich bin nun mal von Haus aus schüchtern.« (Hier können Sie jede Eigenschaft einsetzen, von der Sie wissen, dass sie Ihnen das Leben schwerer als nötig macht, und von der Sie bis heute angenommen haben, es handele sich dabei um eine von Gott gewollte Eigenheit.)
* »Ich bin das geborene Opfer.«
* »Wir sind doch alle nur Marionetten des Schicksals.«
* »Die Welt ist voller Betrüger.«
* »Die anderen sind ja so gemein.« (Auch hier steht das Adjektiv nur als Platzhalter für all die unangenehmen Züge, die Menschen Ihrer Meinung nach an den Tag legen.)
* »Undank ist der Welten Lohn.«
* »Wenn ich wütend bin, dann ist das ein heiliger Zorn.«
* »Ich habe nie Glück.«

⊛ »Ich meine es immer so gut mit den anderen, aber die sehen das nie.«
⊛ »Die Welt ist nun mal ein Jammertal.«

Kommen Ihnen diese oder ähnliche Überzeugungen bekannt vor? Sind das die Überlegungen, die Sie in Bezug auf sich oder Ihre Umwelt anstellen? Dann rate ich Ihnen, schleunigst »umzudenken«, denn mit diesem Gedankengut vergiftet man jedes Solar-Chakra.

Die Überzeugungen, die sich eher trübsinnig anhören, führen zu einer Unterfunktion des dritten Energiezentrums. Wir haben es dann in der Tat mit einem Opfer zu tun (allerdings mit keinem geborenen, sondern mit einem dazu erzogenen). Und wer sich dazu zählt, ist fette Beute für die sogenannten Energievampire, also für jene Menschen, die ihre Kraft daraus beziehen, dass sie andere anzapfen. Jeder von uns kennt einen solchen Menschen – den Choleriker etwa, der sich in Diskussionen aufbläst wie ein Ochsenfrosch. Sticht ihn jemand an, setzt er ihm, anders ausgedrückt, Grenzen, fällt er zu einem schleimigen Etwas zusammen und kriecht dem Stärkeren zu Kreuze. Denn er bezieht seine Energie aus der Angst der anderen, aus dem Machtgefühl, weil andere vor ihm kuschen.

Doch es gibt noch mehr Erscheinungsformen. Von geborgter Energie zehren auch die Heulsuse und der Jammerlappen, die unsere Aufmerksamkeit über Gebühr in Anspruch nehmen, sowie ein Gast, der uns ganze Nächte lang die Ohren mit Erzählungen über Gott und die Welt volllabert, ohne Rücksicht darauf, ob wir vielleicht müde sind und gern zu Bett gehen würden. Ein Energievampir ist auch der Flüsterer. Er

spricht so leise, dass es uns ungeheuer anstrengt, ihm zuzuhören. Also bemühen wir uns umso mehr, ihn zu verstehen.
Und genau diese unsere Anstrengung ist der Quell, aus dem
ein Flüsterer seine Kraft bezieht. Ursache des Energievampi-
rismus ist übrigens ebenfalls ein gestörtes Solar-Chakra. Allerdings handelt es sich hier um eine Überfunktion, ausgelöst
durch »starke« Überzeugungen, wie etwa die Ansicht, man
dürfe sich alles erlauben. Schließlich sei man im Recht oder
habe allen Grund dazu. Solchen Zeitgenossen kann man nur
mit einem ausgeglichenen Solar-Chakra entgegentreten.

Generell gilt: Wer ein schwaches Solar-Chakra hat, kann sich
schlecht gegen Anfechtungen oder Beeinflussungen von außen wehren, fühlt sich anderen oft hilflos ausgeliefert. Das
können erschütternde Zwischenfälle sein, wie etwa nerven-
aufreibendes Mobbing seitens der Kollegen, oder auch scheinbar harmlose Übergriffe unserer Angehörigen, die mit schöner Regelmäßigkeit unsere Pläne durchkreuzen. Aber auch
Kinder, die ständig herumchauffiert werden wollen, weil sie
zu bequem sind, die öffentlichen Verkehrsmittel zu benutzen.
Oder ein Partner, der sich konsequent weigert, seinen Anteil
an der Hausarbeit zu übernehmen. Oder die Großeltern, die
ständig nörgeln, man kümmere sich zu wenig um sie. Auch
bei Menschen, die sich unsere Schwäche gern zunutze machen, ist Vorsicht geboten. Sie leiten ihre Erwartungen meist
mit Sätzen ein wie: »Du hast doch sicher nichts dagegen,
wenn ...« Und dann folgt die Bitte um einen Gefallen. Und
selbst wenn er nicht in unseren Zeitplan passt, haben wir
nicht die Kraft abzulehnen, zum Beispiel aus Sorge, wir
könnten ungefällig oder unhöflich wirken.

Wie soll man bei so viel Gezerre von außen die innere Balance finden oder wahren? Das ist ungeheuer schwer. Vor allem, wenn unsere drei ersten Chakras noch nicht auf vollen Touren laufen. Denn nur dann sind wir in der Lage, anderen Grenzen zu setzen. Da es eine Weile dauert, ehe die körperlichen und geistigen Übungen greifen, empfehle ich Ihnen für die Übergangsphase eine ganz spezielle Übung, die eine geradezu verblüffende Wirkung zeigt: die Pyramidenübung.

Die Pyramidenübung

Stellen Sie sich mit geschlossenen Augen bequem in einen Raum, in dem sie sich wohl und geborgen fühlen. Atmen Sie ein paar Mal tief ein und aus. Ziehen Sie jetzt im Geist um sich herum ein Quadrat, das mindestens so viel Fläche beansprucht, dass Sie die Arme weit ausstrecken können. Achten Sie darauf, dass Sie genau im Mittelpunkt stehen.

Jetzt errichten Sie vor und hinter sich und zu beiden Seiten je ein gläsernes Dreieck und ziehen es zu einer Pyramide hoch, das heißt, alle vier Seiten treffen sich in der Spitze. Der Höhe Ihres Bauwerks sind keine Grenzen gesetzt. Achten Sie nur immer darauf, genau in der Mitte zu bleiben. Wenn Sie mögen, können Sie die Seitenwände auch in Ihren Lieblingsfarben tönen. Lassen Sie das Material aber transparent. Schließlich wollen Sie sich vor dem Außen nur schützen, ohne es aus den Augen zu verlieren.

Wenn Sie Ihre Trutzburg gebaut haben, konzentrieren Sie sich auf Ihr Solar-Chakra, das dritte Energiezentrum auf der Kundalini. Lassen Sie seine sonnengelben Strahlen in weitem Bogen aus dem Solarplexus herausschießen und beobachten Sie, wie sich der Strom an der Pyramidenwand vor Ihnen teilt und jeweils rechts und links um Sie herum zurückkehrt, um im rückwärtigen Teil in Höhe des Solarplexus wieder in Ihren Körper zu fließen. Halten Sie den sonnengelben Energiefluss am Laufen. Und spüren Sie doch mal hinein, wie Sie sich fühlen, so ganz abgeschottet von den äußeren Unbilden. Merken Sie, wie frei Sie in Ihrem Refugium durchatmen können und wie alle Last von Ihnen abfällt?

Stellen Sie sich jetzt vor, wie jemand sich an Sie heranpirscht, mit dem Sie nicht so gut können, und ein wenig fassungslos feststellen muss, dass er gegen eine undurchdringliche Fassade prallt. Sie können ihn dabei beobachten, aber er ist machtlos, weil er nicht an Sie herankommt. Gehen Sie ein paar Schritte und nehmen Sie dabei Ihr Schutzschild mit. Anfangs werden Sie das Gefühl haben, sie ließen das Gebäude stehen. Aber mit ein wenig Übung verliert sich dieses Gefühl. Ihre Schutzvorrichtung begleitet Sie von nun an auf allen Ihren Wegen, im Idealfall den ganzen Tag. Und sollten Sie unter schlechten Träumen oder unruhigem Schlaf leiden, legen Sie sich am besten auch noch nachts unter diese Pyramide.

Ein Tipp: Machen Sie diese Übung, wenn es Ihnen vergleichsweise gut geht, damit Sie darin geübt sind und sich blitzschnell wappnen können, falls ein »Ernstfall« eintritt, etwa die Begegnung mit einem Energievampir, dem Partner, der miese Laune hat, oder einem anderen unleidlichen Zeitgenossen. Da ich viel mit der U-Bahn unterwegs bin und nicht alle Zeitgenossen freundlich und rücksichtsvoll sind, baue ich die Pyramide manchmal auch auf, wenn sich mein Sitznachbar über Gebühr breitmacht. Probieren Sie es ruhig einmal aus. Ich jedenfalls konnte mir beim ersten Mal ein Lächeln nicht verkneifen, als der dicke Oberschenkel zu meiner Rechten plötzlich von mir abrückte, als wäre er von sanfter Hand zurechtgewiesen worden.

Übungen zur Stärkung des Solar-Chakras

1. Übung

Stellen Sie sich gerade hin. Die Füße sind etwa schulterbreit voneinander entfernt (s. Abb. 9). Beugen Sie den Oberkörper nach vorne, bis er in der Waagerechten ist. Der Blick geht

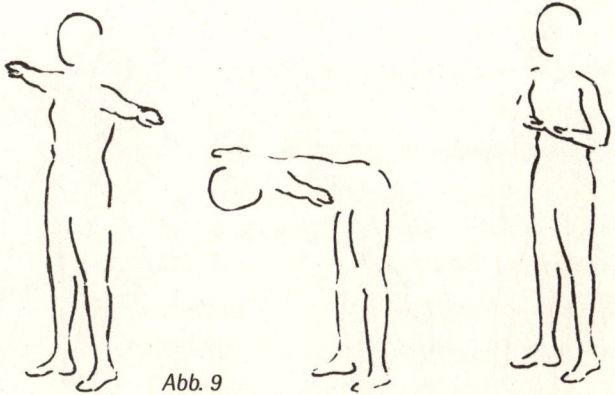

Abb. 9

nach unten. Parallel zu dieser Bewegung führen Sie die Arme in Höhe des Oberkörpers nach vorne. Die Handflächen zeigen zum Boden. Während Sie die Arme zu sich heranziehen, richten Sie den Oberkörper wieder auf. Die Hände ruhen jetzt für einen Moment auf dem Solarplexus in Magenhöhe. Atmen Sie dabei immer ruhig und gleichmäßig. Wiederholen Sie die Übung fünfmal.

2. Übung

Nehmen Sie dieselbe Ausgangsstellung wie oben ein. Die Arme sind locker und leicht angewinkelt in Höhe des Solarplexus. Atmen Sie jetzt tief ein und »werfen« Sie dabei die Arme schwungvoll nach rechts in die Höhe (s. Abb. 10). Führen Sie beim Ausatmen die Arme langsam in die ursprüngliche Position zurück. Tun Sie dann das Gleiche in die andere Richtung. Mehrere Male abwechselnd wiederholen.

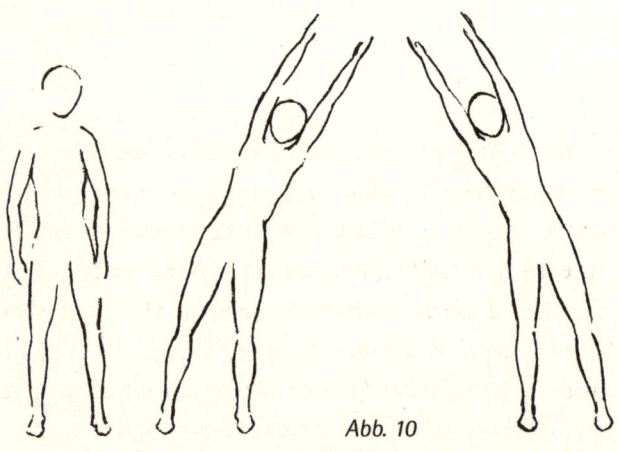

Abb. 10

98

3. Übung

Erster Schritt: Stellen Sie sich mit geschlossenen Füßen aufrecht hin (s. Abb. 11). Legen Sie die Hände vor dem Solar-Chakra ineinander. (Die rechte Hand stützt die linke, die Daumen sind aufgestellt und berühren sich an den Fingerspitzen). Heben Sie jetzt langsam die Fersen, bis Sie auf den Zehenspitzen stehen. Heben Sie gleichzeitig die Hände bis auf Höhe des dritten Chakras an. Atmen Sie dabei tief ein. Drehen Sie dann die Hände, die Daumen zeigen nach unten, und gleiten Sie langsam in die Ausgangsstellung zurück. Atmen Sie dabei aus.

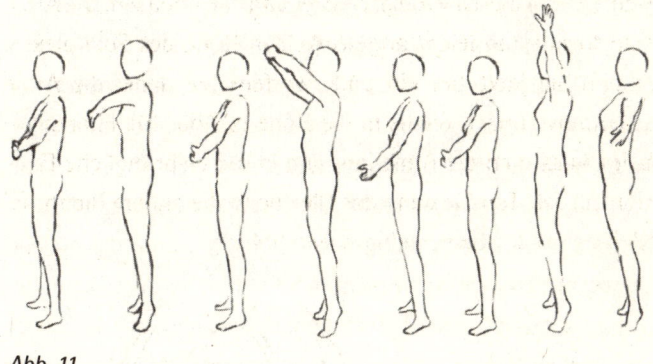

Abb. 11

Zweiter Schritt: Stellen Sie sich erneut auf die Zehenspitzen und heben Sie die Hände bis zum Solar-Chakra (atmen Sie dabei ein), drehen Sie die Hände, öffnen Sie sie, führen Sie sie mit einer leichten Kreisbewegung der Arme nach unten und legen Sie sie wieder ineinander, während die Fersen auf den Boden zurücksinken. Atmen Sie dabei aus.

Dritter Schritt: Stellen Sie sich wieder auf die Zehenspitzen. Heben Sie diesmal die Hände bis auf Gesichtshöhe, drehen Sie

sie, öffnen Sie sie, führen Sie die Hände beim Ausatmen mit einer weit ausholenden Kreisbewegung nach unten und legen Sie sie wieder ineinander. Die Stellung entspricht der Ausgangsstellung. (Das ist auch eine hervorragende Übung, um sich geistig zu sammeln, zum Beispiel vor einem wichtigen Termin.)

4. Übung

Setzen Sie sich mit gekreuzten Beinen auf den Boden (Lotossitz). Greifen Sie die Schultern so, dass die Finger vorne und die Daumen hinten aufliegen (s. Abb. 12). Drehen Sie sich beim Einatmen nach links und beim Ausatmen zurück zur Mitte. Die Atemzüge sind lang und tief, die Wirbelsäule möglichst gerade. Das ist leichter, wenn man den Po mit einem Meditationskissen oder etwas Ähnlichem unterstützt. Wiederholen Sie die Übung mehrmals, dann führen Sie die gleiche Übung mit Einatmen zur rechten Seite hin. Wer will, kann die Übung auch im Fersensitz machen. Dabei kniet man auf einer weichen Unterlage, beispielsweise einer Matte, und der Po ruht auf den Fersen.

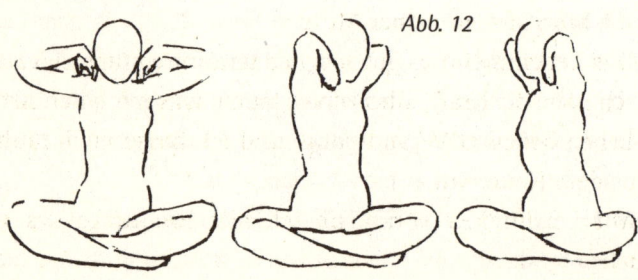

Abb. 12

5. Übung

Setzen Sie sich bequem hin. Schließen Sie die Augen. Konzentrieren Sie sich auf das Solar-Chakra in Höhe Ihres Magens
(Sonnengeflecht), beziehungsweise hinten unterhalb der
Schulterblätter. Stellen Sie sich vor, wie an dieser Stelle in
Ihrem Körper eine große, strahlend helle Sonne zu kreisen beginnt. Mit jeder Umdrehung wird sie schneller und versprüht
immer mehr und immer stärkere Funken nach außen, ähnlich
wie die Sonnenräder an Silvester. Halten Sie an diesem Bild
fest. Atmen Sie dabei tief ein und aus, und verleihen Sie mit
dem Atem der Sonne noch mehr Energie und Strahlkraft. Halten Sie dieses Bild so lange wie möglich vor Ihrem inneren
Auge fest. Verlassen Sie das Bild schließlich mit dem Wissen,
dass das Energierad sich unvermindert weiterdreht. Schauen
Sie einige Zeit später aber noch mal darauf. Wie groß ist das
Sonnenrad jetzt? Ist es geschrumpft? Dann nichts wie ran und
wieder »Saft« draufgeben!

Affirmationen für das Solar-Chakra

- ❁ »Ich bin ganz in meiner Mitte.«
- ❁ »Das Leben meint es gut mit mir und unterstützt mich.«
- ❁ »Ich habe die Kraft, alles zu verdauen, was mich berührt.«
- ❁ »Leben bedeutet Veränderung, und ich passe mich mühe-
  los dem Neuen an.«
- ❁ »Mit Leichtigkeit verarbeite ich alle Eindrücke des Le-
  bens.«

✸ »Ich nehme alle Erfahrungen leicht und voll Freude auf.«

✸ »Ich vertraue meiner inneren Stimme. Sie weiß, was mir guttut.«

✸ »Ich habe Vertrauen, dass alles sich zum Guten fügt.«

Das Herz-Chakra

Unchain my heart«, röhrt Joe Cocker in seinem gleichnamigen Song und bittet verzweifelt darum, von der Frau, die er ansingt, aus den Fesseln der Liebe befreit zu werden, weil sie ihn nicht mehr liebe. »Die Liebe ist ein seltsames Spiel«, behauptet Conny Francis, die ihre Aussage folgendermaßen begründet: »Sie kommt und geht von einem zum andern.« Ob Rockballaden oder Schlager, literarische Werke wie *Das Zebra* des französischen Autors Alexandre Jardin über eine »Amour fou«, Gedichte von Goethe bis Erich Fried, Filme wie *Casablanca* oder Theaterstücke von der Antike bis heute – die Liebe ist ein beliebtes Sujet. Wir alle sehnen uns nach ihr, glauben an die Liebe auf den ersten Blick, warten auf einen Partner oder eine Partnerin, die all unsere Träume erfüllen, die uns glücklich machen und alles vergessen lassen. Liebe ist im Idealfall feurig, leidenschaftlich, innig, beglückend, oft wird sie aber auch enttäuscht, ist verzweifelt, bleibt unerwidert. Und nicht selten reimt sich auf Herz dann der hinlänglich bekannte Schmerz.

So wundert es denn nicht, dass zwei, die sich mal von »ganzem Herzen« geliebt haben, nach der Trennung kein gutes Haar am anderen lassen, sich um Unterhaltszahlungen drücken, lügen, betrügen und mit bösen Worten um sich werfen, um den zu strafen, der gegangen ist, der ihre Liebe verschmäht. Und dabei fühlen sie sich auch noch im Recht. Schließlich ist das Gegenteil von Liebe, wie sie die Mehrheit versteht, glühender Hass oder zumindest Gleichgültigkeit.

Das passiert nicht, weil wir uns auf die Liebe einlassen, sondern weil wir einer Liebe huldigen, die Bedingungen stellt – ein weitverbreitetes Phänomen. Da sagt eine Frau ihrem Mann: »Ich liebe dich« – und meint in Wirklichkeit: »Sei erfolgreich, dann ist dir meine Liebe sicher.« Oder: »Sorg für mich, dann ist alles in Ordnung.« Und er himmelt sie an: »Du bist die Schönste und Beste. Ich liebe dich so sehr«, und meint insgeheim: »Solange du gut aussiehst, kann das mit uns beiden klappen.« Oder: »Tu, was mir guttut, dann ist alles paletti.« Was da hochtrabend als Liebe verkauft wird, ist unter Landwirten als Kuhhandel bekannt. »Gib mir etwas, worauf ich scharf bin, und ich gebe dir dafür etwas zurück.« Dagegen ist im Grunde nichts einzuwenden. Schließlich kann das ein sehr fairer Deal sein. Aber dann sollten wir das auch so nennen. Wahre Liebe ist es jedenfalls nicht.

Das Gleiche gilt, wenn sich zwei Menschen zusammentun, deren Stärken und Schwächen sich perfekt ergänzen. Er will beispielsweise als Ritter in der strahlenden Rüstung dastehen und sein Burgfräulein beschützen. Sie genießt die Hilflosigkeit und kann nicht mal eine Glühbirne in die Fassung schrauben. Das andere Extrem sieht so aus: Sie gibt gern den Ton an, während er sich lieber vor Verantwortung drückt. Passt prima – bis sich die Vorzeichen wandeln. Er verliert seinen Job, und sie kann nicht mehr ungeniert shoppen gehen. Sie kommt in die Jahre, und ihn, den alternden Hengst, gelüstet es nach frischer Weide. Viele Rollenverteilungen werden über die Jahre obsolet, weil einer der beiden plötzlich keine Lust mehr hat, ewig den Hausmeister oder die vielbeschäftigte Familienmanagerin zu spielen.

Ganz zu schweigen von den Begleiterscheinungen einer solchen Beziehung, in der nur Äußerlichkeiten eine Rolle spielen: »Ich kann ohne dich nicht leben«, »Du bist der Größte« oder: »Ich bin verrückt nach deinen Brüsten, Haaren, Mund.« Unterschwellig weiß man ja, dass diese Liebe auf Bedingungen basiert. Und so leidet der Versorger-Mann unter der Angst, die Rechnung könnte eines Tages nicht mehr aufgehen. Die wegen ihrer Schönheit »geliebte« Frau fürchtet sich vor dem Zahn der Zeit und hasst das kleinste Mimikfältchen.

Ebenfalls im Gepäck dieser Beziehungen findet man:

⚙ Eifersucht, sogar auf gute Freunde, die eigenen Kinder oder gar auf ein geliebtes Haustier aus Angst, jemand anders könnte besser, schöner, aufmerksamer sein und damit eine wichtigere Rolle spielen als man selbst. Unterwürfigkeit bis hin zur Selbstaufgabe, schließlich soll der andere nicht erfahren, was man wirklich will. Es könnte ihm missfallen, und mit der Liebe wäre es vorbei.

⚙ Enttäuschung, weil Erwartungen sich nicht erfüllen.

⚙ Unehrlichkeit, weil man Fehler vertuschen muss, aus Angst schlechter dazustehen.

⚙ Machtspielchen, um sich selbst und die eigene Position zu behaupten.

Spätestens nach ein paar Jahren sind beide Partner zermürbt. Von Liebe ist schon lange nicht mehr die Rede.

Oft bleiben unglückliche Paare nur zusammen, weil sie keine Alternative sehen und Angst vor dem Alleinsein haben, nach dem Motto: Lieber einsam zu zweit als ganz allein. Sie reden sich ein, dass sie das lieben, was sie haben – weil sie nicht haben können, was sie lieben; oder dass sie bei einer Trennung das gemeinsame Haus verlieren würden. Oder dass sie der Kinder wegen zusammenbleiben, die dadurch zu unfreiwilligen Zeugen einer schlechten Ehe werden und nicht selten darunter leiden. Für später lernen sie bestenfalls, wie man eine Partnerschaft nicht angehen sollte. Ein wirklich positives Vorbild fehlt.

Andere trennen sich zwar, um endlich wieder frei atmen zu können, schleppen aber ihre Unwissenheit über die Gesetze der Liebe und die Fehler in die nächste Beziehung mit, wo sich das Drama nach den ersten Wonnemonaten wiederholt. Dabei geht es nur um Bestätigung: Die Zuneigung des anderen soll uns und anderen beweisen, dass wir liebenswert sind. Aus der Schmeichelei unseres Egos beziehen wir Selbstbestätigung – ein äußerst dünner Nährboden und ein denkbar schlechtes Substrat für ein glückliches, erfülltes Leben und zudem alles andere als jene Liebe, die wir aus tiefstem Herzen herbeisehnen.

Aber wie sieht denn die wahre Liebe aus? Der grundlegende Unterschied zu der Liebe, die wir in der Regel kennen, besteht darin, dass wahre Liebe nichts tun muss. Sie ist einfach. Ein gutes Beispiel dafür ist die Mutterschaft. Ein Kind wird geboren, wir schauen es an und werden von einem unbeschreiblichen Glücksgefühl erfasst, einer Liebe, die so tief und erfüllend ist, dass sie uns schier das Herz zerreißt. Diese wahre Liebe stellt keine Forderung. Denken Sie nur an die Mütter behinderter Kinder. Sie verschenken ihre Liebe, ohne daran zu denken, dass es sich um eine Investition handelt, die mit Abitur oder einem Staatsexamen vergolten werden muss.

Wahre Liebe kennt auch keine Verlustangst. Ist das Kind alt genug, um auf eigenen Beinen zu stehen? Was für eine Freude! Jetzt kann es hinaus in die Welt und sie erobern. Liebende Eltern bleiben zurück, um wie ein weiches Kissen bereitzustehen, falls das Abenteuer Leben mal nicht planmäßig läuft und das Kind sich fallen lassen möchte. Das Gleiche gilt für eine Partnerschaft. Der Partner hat sich anderweitig orientiert, möchte lieber mit jemand anderem leben? Damit ist die traute Zweisamkeit zu Ende – aber nicht die Liebe. Wahre Liebe wünscht dem Partner alles Glück der Welt, unabhängig davon, ob es einem selbst zuteil wird. Denn wahre Liebe ist tolerant und selbstlos. Wahre Liebe ist warm, nicht hitzig, wie das Verliebtsein. Mitunter wirkt sie sogar ein wenig kühl: Sie stellt den anderen nicht aufs Podest, sondern sieht dessen Stärken ebenso gelassen wie seine Schwächen. Und sie setzt Grenzen: Bis hierher und nicht weiter. Denn wahre Liebe lässt nicht zu, dass der andere sich selbst oder anderen schadet.

Dazu sind nicht nur Übermenschen in der Lage. Im Grunde ist es sogar ganz einfach. Wenn wir nämlich unser Herz-Chakra ins Gleichgewicht bringen, sind wir in der Lage, die Grundvoraussetzung zu erfüllen, die der wahren Liebe zugrunde liegt. Denn um sie zu erfahren und leben zu können, müssen wir uns selbst lieben, uns aus ganzem Herzen annehmen, unsere Stärken und Schwächen akzeptieren. Dann sind wir so selbstbewusst, dass wir nicht der Beteuerungen anderer bedürfen, um uns angenommen, geliebt und begehrt zu fühlen. Es ist zweifellos schön, wenn sie es dennoch tun. Aber wir verzweifeln nicht am Leben, nur weil gerade kein Auserwählter oder eine Herzallerliebste in Sicht ist.

Eine weitere beglückende Folge der Selbstannahme ist die, dass man aus dem Teufelskreis der Be- und Verurteilungen anderer ausbricht, die ja immer eine Kluft zwischen uns und unseren Mitmenschen aufreißen, unabhängig davon, wie nahe wir uns stehen. Nimmt es der Partner, im Gegensatz zu uns, mit der Pünktlichkeit nicht so genau? Sei's drum. Wir sind auch nicht perfekt. Vielleicht ergibt sich während des Wartens ein interessantes Gespräch mit jemand anderem. Oder wir haben ein wenig Freizeit für uns gewonnen, in der wir Gedanken nachhängen können, zu denen uns sonst die Muße fehlte. Im Volksmund sagt man: »Es gibt nichts Schlechtes, wo nicht auch etwas Gutes mit dranhängt.« Diesen Satz sollten wir uns ruhig öfter vor Augen halten. Dann fallen uns Toleranz und Gelassenheit leichter.

Dass Selbstliebe die Grundlage für die wahre, bedingungslose Liebe zu anderen ist, finden wir in einem vielzitierten Satz Jesu, der gefordert hat: »Liebe deinen Nächsten wie dich selbst.« Unseren Mitmenschen können wir nur liebevoll begegnen, wenn wir mit uns selbst im Reinen sind. Voraussetzung dafür ist ein intaktes Herz-Chakra, das im Sanskrit Anahata genannt wird, also strahlend, rein, unverletzt. Dazu gehört, dass wir uns in der Kunst des Verzeihens üben. Wer beispielsweise noch mit fünfzig Jahren damit hadert, dass seine Eltern die Schwester lieber hatten als ihn selbst, der Vater die Berufswahl nicht guthieß, Mutter oder Vater zu streng, zu unaufmerksam waren oder sich aus dem Leben des Kindes verabschiedeten – sei es, dass sie die Familie verließen oder sich das Leben nahmen –, blockiert damit sein Herz-Chakra. Erst die Vergebung löst diese Blockade. Haben wir dieses Ziel erreicht, ist unser Herz so voll von Liebe, dass wir unseren Partnern, Kindern, Kollegen, überhaupt allen Mitmenschen das Gefühl der Geborgenheit geben und ihnen mit Güte begegnen können. Der weise Kirchenvater Augustinus hat das in einem Satz wunderbar zusammengefasst: »Liebe und tue, was du willst.« Denn wer zu wahrer Liebe fähig ist, kann anderen niemals Schaden zufügen.

Wichtige Informationen und Zuordnungen

Das Herz-Chakra ist bipolar. Der eine Energiestrudel liegt vorne, in Höhe der Brust, der andere hinten, zwischen den Schulterblättern.
Es steht in direkter Verbindung zu allen anderen Chakras.
Es pulsiert mit etwa 250 bis 475 Hertz.
Es strahlt in der Farbe Grün (wenn es um Heilung geht) oder Rosa (wenn jemand die bedingungslose Liebe zu seiner zweiten Natur gemacht hat).
Es ist für die 60 Billionen Zellen unseres Körpers verantwortlich – für deren Teilung sowie für deren Erneuerung und Heilung.
Es ist der Sitz unseres Immunsystems.

Es ist die Schaltstelle, in der wir Mitgefühl entwickeln und wahre Liebe erleben.

Es steuert unser Herz und den Rhythmus der Atmung (auf vier Herzschläge kommt ein Atemzug).

Es bestimmt die Funktion unserer Thymusdrüse.

Es lässt uns Mitgefühl und wahre Liebe erfahren.

Das sollten Sie wissen

Das Herz-Chakra ist der Dreh- und Angelpunkt unseres Seins. Es sitzt nicht zufällig genau in der Mitte der Kundalini. Drei Chakras, die überwiegend körperbetont sind, liegen unter ihm, drei, die uns mit dem höheren Bewusstsein verbinden, über ihm. Alle sind über das Herz-Chakra miteinander verbunden. So haben Chakrenexperten herausgefunden, dass Menschen, deren Herzzentrum blockiert ist, aber ein ausgeglichenes Sakral-Chakra haben, intensiven Sex genießen können, dem aber jeder Anflug von Zärtlichkeit fehlt. Ist das dazwischenliegende Chakra, das Solar-Chakra, blockiert und somit nicht mit den beiden anderen verbunden, werden Liebe und Sexualität getrennt erlebt. Das sind jene Fälle, in denen Männer ihre Ehefrau wie eine Heilige verehren, zur Befriedigung ihrer Lust aber andere Wege gehen, etwa eine Hure aufsuchen. Ein Beispiel dafür sind auch Frauen, die ihre Männer liebevoll verwöhnen, ihnen Leibspeisen kochen, aber im Bett gleich an den äußersten Rand rutschen, weil sie überhaupt kein Verlangen nach dem Partner haben. Das wiederum wird nur durch Männer geweckt, die von ihnen nur Sex wollen. Für ein wirklich erfülltes Liebesleben sollten also möglichst alle drei Chakras rund laufen.

Außerdem werden über das Herz-Chakra unsere Eigenschaften umgewandelt. Wir haben ja bereits erfahren, dass wir im dritten Chakra die Polaritäten dieser Welt erleben und dass unsere Emotionen wie ein Pendel hin- und herschwingen können – wie etwa bei einem Menschen, der schnell vor Wut schäumt, also durchaus über Energie verfügt, aber wenn er wirklich Power zeigen sollte, sich zu nichts aufraffen kann. Haben wir es geschafft, den Pendelschwung so zu minimieren, dass wir im Gleichgewicht sind, können wir nun über die Öffnung des Herz-Chakras Eigenschaften entwickeln, mit denen sich in dieser Welt sehr gut leben lässt und von denen auch unsere Mitmenschen ganz sicher profitieren.

Die Herzenseigenschaften auf einen Blick:

- ✽ Mut
- ✽ Freude
- ✽ Demut
- ✽ Humor
- ✽ Geduld
- ✽ Hingabe
- ✽ Toleranz
- ✽ Weisheit
- ✽ Offenheit
- ✽ Vertrauen
- ✽ Harmonie
- ✽ Ehrlichkeit
- ✽ Innere Ruhe

- Dankbarkeit
- Gelassenheit
- Klare Absicht
- Friedfertigkeit
- Verbundenheit
- Wertschätzung
- Selbstsicherheit
- Empfänglichkeit
- Liebenswürdigkeit
- Bedingungslose Liebe
- Fähigkeit zu vergeben
- Kommunikationsfähigkeit

Das Ziel ist, alle diese Fähigkeiten in uns zu vereinen und kontinuierlich zu leben, statt sie nur hin und wieder wie eine Art Maske vor uns herzutragen. Zugegeben, die wenigsten von uns erreichen diesen Idealzustand von heute auf morgen. Aber es lohnt sich, den Weg dahin zu beschreiten. Denn wer die oben erwähnte Dualität überwindet, ist nicht länger in das Spiegelgesetz eingebunden, das uns deutlich machen soll, was an uns noch verbesserungswürdig ist, um zu dem Menschen zu werden, der wir sein könnten: Ein Wesen, das allen Lebewesen mit Liebe und Respekt für ihr Sosein begegnet. Wem das gelingt, braucht keine Spiegelung seiner Untugenden durch seine Mitmenschen mehr, genauso wenig, wie er den anderen den Spiegel vorhält. Das Ergebnis ist ein Mensch, der mit seinen Mitmenschen gut auskommt, dessen Nähe gesucht und ersehnt wird, weil wir uns in seiner Gegenwart alle wohler fühlen.

Ich hatte das Glück, solche Menschen auf meinem Weg kennenzulernen. Nicht viele. Aber sie beweisen zumindest, dass es möglich ist, aus dem Teufelskreis der Polarität und aus seinen Schattenseiten auszubrechen. Zudem spornte mich ihr Vorbild an, mich ebenfalls auf den Weg zu machen. Und sie waren mir großartige Lehrer. Alles, was ich durch sie erfahren habe, hat sich im Lauf der Jahre bestätigt.

Darüber hinaus sind sie hervorragende Heiler. Denn dafür ist ein geöffnetes Herz-Chakra ebenfalls Voraussetzung. In diesem Zentrum sitzt unsere Heilkraft. Sowohl die, mit der wir unsere eigenen Zellen anregen, sich zu regenerieren, als auch die Energie, mit der wir die Heilkraft in anderen wecken.

Dazu müssen wir keine amtlich anerkannten Heiler sein. Ein Wirt, der seine Gäste liebevoll annimmt, ihre Sorgen anhört und den Leib mit gutem Essen stärkt, macht sich ebenso verdient um das Wohl anderer wie die Altenpflegerin, die sich fürsorglich um die Patientin kümmert, obwohl die dafür bemessene Zeit nach dem Pflegetarif längst verstrichen ist, oder wie die Lehrerin, die ihren Schülern anbietet, in ihrer Freizeit freiwillige Übungsaufgaben zu korrigieren, weil die Kinder ihre Leistungen verbessern wollen.

Ich bin mir sicher, auch Sie sind bereits solchen Helden des Alltags begegnet. Das sind jene Menschen, bei deren Anblick einem ganz spontan der Gedanke kommt: „»Was für ein Engel!«

Sähe unsere Welt nicht viel freundlicher aus, wenn es mehr von solchen Menschen gäbe, die sich um andere kümmern, ohne im Gegenzug eine Leistung zu erwarten? Menschen, die zu jedermann freundlich sind, ohne Ansehen der Person, ohne Hintergedanken, dass der andere ihnen vielleicht einmal nützlich sein kann, weil er einflussreich ist oder ein Ferienhaus am Meer besitzt. Menschen, die voller Mitgefühl für die Leiden anderer sind und sie mit ein paar lieben Worten wieder aufrichten. Menschen, die sich in den Dienst einer Sache stellen, ohne groß aufzurechnen, was sie Großartiges geleistet haben. Ein aktiviertes Herz-Chakra hat diese liebenswerten Züge zur Folge.

Körperliche Folgen
einer Blockierung des Herz-Chakras

- ❀ Kreislauf-Probleme.
- ❀ Gefäßverengungen.
- ❀ Herzstolpern, Herzrhythmusstörungen bis hin zu Angina Pectoris.
- ❀ Atembeschwerden, wie Kurzatmigkeit oder häufiges Japsen nach Luft, ohne dass eine Überanstrengung zugrunde liegt.
- ❀ Erschwerte Atmung, man hat das Gefühl, als läge einem ein Stein auf der Brust.
- ❀ Häufige Erkältungen.
- ❀ Ständiges Hüsteln oder Husten.
- ❀ Erkrankungen der Lunge.
- ❀ Leiden infolge von Alkohol-, Drogen- oder Magersucht.

Psychische Folgen
einer Blockierung des Herz-Chakras

* Sie können sich, zumindest an manchen Tagen, selbst nicht ausstehen.
* Sie nörgeln häufig an sich und anderen herum.
* Sie reagieren äußerst unwirsch auf die Bitten anderer. Ein freundliches Nein hätte völlig genügt.
* Häufiges Stöhnen und Seufzen ohne ersichtlichen Grund.
* Man nimmt sich Worte anderer, Vorwürfe oder Kritik sowie deren Verhalten immer wieder »zu Herzen«. (Die Alternative: Ist an den Vorwürfen etwas dran, dankt man innerlich für die Denkanregung und versucht sich zu »bessern«; sind es einfach lieblos gesagte Worte, lässt man sie ins Leere verpuffen. Schließlich ist hier ganz offenbar von jemand anderem die Rede, meist sogar vom Sprecher selbst. Und was das Verhalten der anderen angeht: Das sollte nun wirklich nur auf den Verursacher zurückfallen und sonst niemanden kümmern. Allenfalls begegnet man Menschen, die sich nicht ändern können und sich immer wieder eigenartig oder unmöglich benehmen, am besten mit Mitgefühl.)
* Gleichgültigkeit, wenn andere in Schwierigkeiten stecken, es lässt einen »kalt«.
* Teilnahmslosigkeit am Geschehen. Ein typischer Satz bei Herz-Chakra-Störungen lautet: »Das ist mir doch egal.«
* Desinteresse an den Wünschen der anderen bis hin zu der Erklärung, jeder sei sich selbst der Nächste.
* Überempfindlichkeit, wenn es um die eigene Person geht.

- ⊛ Ständiges Selbstmitleid, verbunden mit der Behauptung, nie habe ein Mensch so leiden müssen wie man selbst.

- ⊛ Es wird einem oft vorgeworfen, man sei verbittert, oder man empfindet es sogar selbst.

- ⊛ Herzloses Verhalten – etwa gegenüber Bettlern. Man braucht zwar nicht ständig den Geldbeutel zu öffnen, aber Kommentare wie »der ist selbst schuld, dass es ihm so schlecht geht« können ein Indiz dafür sein, dass es dem Herz-Chakra an Energie fehlt. Oder denken Sie an den Rechtsfall, der vor einigen Jahren in Deutschland Aufsehen erregte. Da hatte ein Reisender auf Ermäßigung der Kosten geklagt, weil im Speisesaal seines Hotels auch Behinderte zu Gast waren.

- ⊛ Jede Form von Geringschätzung anderer ethnischer Gruppen oder Religionen bis hin zu fanatischem Missionieren in eigener Sache.

- ⊛ Wenig Respekt vor Tieren oder Pflanzen, bezeichnet sie als »(blöde) Viecher« oder »Gestrüpp«.

Wer sich in dem einen oder andren Punkt wiedererkannt hat, sollte sich intensiv mit seinem Dasein beschäftigen, ehe es möglicherweise dafür zu spät ist. Denn ein Leben, in dem Liebe und Freude fehlen, wird nicht nur als nicht lebenswert empfunden, es führt oft auch zu lebensbedrohlichen Erkrankungen wie Gefäßverschluss (Thrombosen, Herzinfarkt) und Krebs.

Überzeugungen, die zur Blockierung
des Herz-Chakras führen

- ❋ »Was mir widerfahren ist, ist einfach unverzeihlich.«
- ❋ »Jeder muss selbst sehen, wie er zurechtkommt.«
- ❋ »Jeder ist sich selbst der Nächste.«
- ❋ »Wer mich liebt, muss ganz schön blöd sein.«
- ❋ »Was kann einer allein schon bewirken!«
- ❋ »Die Welt ist so schlecht.«
- ❋ »Traue niemandem, sonst wirst du betrogen.«
- ❋ »Ich bin das Maß aller Dinge.«
- ❋ »Wer zuletzt lacht, lacht am besten.«
- ❋ »Wer nachgibt, ist immer der Dumme.«
- ❋ »Das werde ich nie verzeihen.«
- ❋ »Wer hilfsbereit ist, wird doch nur ausgenutzt.«

Auch diese Glaubenssätze reifen meist in der Kindheit, sind anerzogen oder die Folge schlechter Erfahrungen, die wir mit unseren Mitmenschen gemacht haben. Der Gedanke, dass jemand sehr blöd sein muss, wenn er anderen vertraut, ist in unserer Gesellschaft leider weit verbreitet. Diese orientiert sich nun mal vor allem am Materiellen, findet äußerst fragwürdige Werbeslogans wie »Geiz ist geil« megacool und ist ständig auf Schnäppchenjagd. Dem Bankkonto mag diese Haltung guttun. Für das Herz-Chakra bedeutet sie jedoch einen Tod auf Raten.

Desgleichen wird Hilfsbereitschaft hierzulande gern und oft ausgenutzt. Zumindest kommt es den Angehörigen vom »Stamm Nimm« so vor. Der eine gibt immer wieder, ohne je etwas zurückzubekommen. Tatsache ist aber, dass Menschen, die das Herz am rechten Fleck haben, das gar nicht so empfinden. Sie greifen anderen völlig selbstlos unter die Arme, erwarten also keine Gegenleistungen. Damit unterscheiden sie sich deutlich von »Herrn und Frau Wichtig«. Die findet man in vielen Gremien, wie Elternbeirat, Vereinen usw. Diese Helfer leisten durchaus Großartiges – aber stets in der Erwartung, übermäßig gelobt zu werden, hoffen auf Anerkennung der Begünstigten und sind bitter enttäuscht, wenn die anderen sie ihnen verweigern. Mit einem offenen Herz-Chakra hat das genauso wenig zu tun wie das Helfersyndrom. Wer davon betroffen ist, benötigt dringend das Gefühl, gebraucht zu werden. Solche Menschen findet man vor allem in Pflegeberufen. Sie opfern sich auf für ihre Mitmenschen, sind Tag und Nacht im Einsatz – bis sie eines Tages vor Erschöpfung zusammenbrechen und überrascht feststellen, dass niemand da ist, der sie auffängt. Das kann ein heilsamer Schock sein, der einen von Allmachtsfantasien befreit, wie beispielsweise von der Vorstellung, man sei unersetzlich.

Wessen Herz-Chakra in der Balance ist, erkennt das daran, dass er Mitgefühl empfindet, ohne mit dem anderen zu leiden. Er steht mit Rat und Tat zur Seite, ohne sich dabei selbst zu verlieren. Oft genügt schon ein freundliches Lächeln, um anderen den Tag zu versüßen, ein Lächeln, das tief von innen kommt – aus dem Herzen eben.

Übungen zur Stärkung des Herz-Chakras

1. Übung

Stellen Sie sich locker hin, die Füße sind etwa schulterbreit auseinander (s. Abb. 13). Die Arme sind angewinkelt, die Hände berühren sich an den Fingerspitzen, direkt in Höhe der Brust. Strecken Sie zunächst den rechten Arm weit nach rechts, die Handflächen zeigen leicht nach oben. Wiederholen Sie die Übung zehnmal. Anschließend genauso oft mit dem linken Arm. Atmen Sie dabei stets ruhig und gleichmäßig.

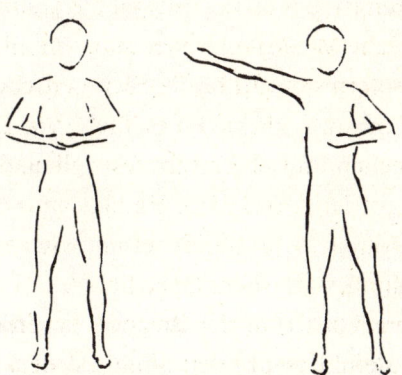

Abb. 13

2. Übung

Setzen Sie sich mit gekreuzten Beinen auf den Boden und haken Sie die Finger vor der Brust ineinander (s. Abb. 14). Die Ellbogen zeigen nach außen. Bewegen Sie nun die Ellbogen wie eine Wippe auf und ab. Atmen Sie lang und tief im Rhythmus der Bewegung und ziehen Sie gleichzeitig die Hände kräftig auseinander. Entspannen Sie sich eine Minute und wiederholen Sie das Ganze. Achten Sie darauf, dass Ihr Becken gerade steht (eventuell mit Hilfe eines Meditationskissens). Selbstverständlich können Sie die Übung auch im Fersensitz machen.

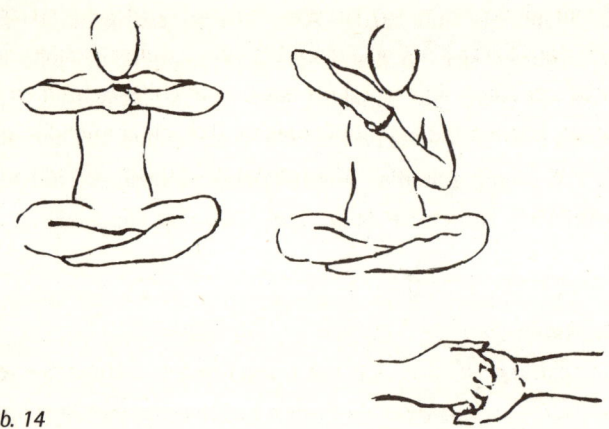

Abb. 14

3. Übung

Setzen oder legen Sie sich bequem hin. Schließen Sie die Augen und atmen Sie tief ein und aus (zum Beispiel mit der Technik der zwanzig verbundenen Atemzüge von Seite 122). Betrachten Sie mit dem inneren Auge jetzt Ihr Herz-Chakra. In welchem Zustand befindet es sich? Sitzen dort Freude und Frieden oder Schmerz und Selbstzweifel? Lassen Sie alle Gedanken, die Ihnen in den Sinn kommen, einfach weiterziehen. Nichts festhalten. Alles ist im Fluss. Sehen Sie jetzt, wie in Ihrem Herz-Chakra eine Blume wächst, Ihre Lieblingsblume oder aber eine Fantasiepflanze. Betrachten Sie die Blüte. Wie sieht sie aus? Ist sie geschlossen oder voll erblüht? Kräftig und gesund oder schwach und welk?

Blumen brauchen Licht zum Leben. Visualisieren Sie deshalb weißes Licht, das auf Ihre Herz-Blüte scheint, warm und klar. Beobachten Sie, wie sich die Blüte verändert mit dem Licht. Wenn sie vorher etwas kümmerlich war, sieht sie jetzt kräftiger aus? Wenn nicht, gießen Sie ruhig weiter weißes Licht über sie. Wenn sie sich erholt hat und in voller Schönheit erblüht, können Sie das Bild verlassen. Danach können Sie spüren, wie sich Ihr Brustraum geweitet und die Rückenpartie entspannt hat.

4. Übung

Entspannen Sie sich, wie oben beschrieben. Öffnen Sie jetzt Ihr Herz-Chakra, indem Sie einen hellen Lichtstrahl aus Ihrem Herzen fließen lassen, je mächtiger, desto besser. Denken Sie jetzt an einen Menschen, dem Sie Ihre Liebe schicken wollen. Lassen Sie Ihren Lichtstrahl direkt ins Herz dieses Gegenübers fließen. Schauen Sie dabei zu, wie dieses Licht den ganzen Menschen umhüllt, bis er selbst zu strahlen beginnt. Gleichzeitig geben Sie Ihrem Gegenüber Gelegenheit, ebenfalls sein Herz-Chakra zu öffnen und Liebesstrahlen auszusenden. Dieses Licht umhüllt Sie und tritt in den hinteren Teil des Herz-Chakras ein. Versuchen Sie, die Lichtstrahlen am Fließen zu halten, damit ein ununterbrochener Kreislauf entsteht.

Mit dieser Übung stärken Sie nicht nur Ihr Herz-Chakra und verhelfen sich zum wunderbaren Gefühl der bedingungslosen Liebe. Sie ist auch eine bewährte Methode, um Menschen, die uns nahestehen, zu unterstützen – etwa bei Heilungsprozessen – oder sie mit einem Mantel der Liebe zu beschützen, zum Beispiel Kinder, Partner oder Freunde, wenn sie allein unterwegs sind. Probieren Sie es aus! Sie werden sehen, dass es wesentlich besser und beruhigender ist, als allein zu Hause zu sitzen und sich um das Wohl anderer zu sorgen. Sorge schadet, Liebe heilt und schützt!

5. Übung

Eine Übung, die sich hervorragend zur Regulierung des Herz-Chakras eignet, ist die Technik der »zwanzig verbundenen Atemzüge«. Denn auch für die Lungenfunktion zeichnet dieses Energiezentrum verantwortlich. Legen oder setzen Sie sich entspannt hin. Atmen Sie ein paar Mal kräftig ein und aus, bis Ihr Atem ruhig und gleichmäßig fließt. Dann atmen Sie viermal in ganz gewohnter Art ein und aus. Beim fünften Mal atmen Sie besonders lang und tief ein und aus. Ohne Pause geht es weiter mit vier normalen Atemzügen und einem fünften tiefen Atemzug. Insgesamt machen Sie diese Übung viermal, daher die Zahl zwanzig. Diese Übung beruhigt nicht nur den Geist, sondern öffnet auch das Herz.

- »Ich liebe mich.«
- »Ich nehme mich an, so wie ich bin.«
- »Ich bin ein Geschenk Gottes.«
- »Ich entscheide mich hier und jetzt, Licht in diese Welt zu bringen.«
- »Ich liebe die Welt.«
- »Ich bin ein Teil des Ganzen.«
- »Wenn ich anderen schade, schade ich mir selbst.«
- »Ich liebe die Menschen und fühle mich mit ihnen verbunden.«
- »Ich helfe gern, ohne mich dabei aufzugeben.«

Zur Stärkung der geistigen Ebene empfiehlt sich auch ein Text, den ich seit Jahren immer wieder lese und der in mir Ruhe und Gelassenheit auslöst. Er wurde von Mitgliedern der Flower-Power-Bewegung verbreitet, die glaubten, er stamme aus dem Jahr 1692 und sei in den USA in der alten St.-Pauls-Kirche von Baltimore entdeckt worden. Obwohl die Vorstellung, es handle sich um ein seit Jahrhunderten verbreitetes Gedicht über Frieden und Liebe, bezaubernd klingt, ist sie dennoch falsch. Der Verfasser ist Max Ehrmann (1872–1945), ein Anwalt und Geschäftsmann aus Indiana und darüber hinaus ein gläubiger und spiritueller Mensch.

Ich habe mir seinen Text von Hand auf Pergament abgeschrieben und an einem Platz aufgehängt, an dem ich oft innere Einkehr halte. Mögen Max Ehrmanns Zeilen auch Ihnen inneren Frieden schenken.

Desiderata

»Geh gelassen inmitten von Lärm und Hast und denke daran, wie ruhig es sein kann in der Stille. So weit wie möglich, ohne dich aufzugeben, sei auf gutem Fuß mit jedermann. Das, was du zu sagen hast, sprich ruhig und klar aus und höre andere an, auch wenn sie langweilig oder töricht sind, denn auch sie haben an ihrem Schicksal zu tragen. Meide die Lauten und Streitsüchtigen, sie verwirren den Geist.

Vergleichst du dich mit anderen, kannst du hochmütig oder verbittert werden, denn immer wird es Menschen geben, die bedeutender und besser sind als du. Erfreue dich am Erreichten und an deinen Plänen. Bemühe dich um deinen eigenen Beruf, wie bescheiden er auch sein mag; er ist ein fester Besitz im Wechsel der Zeit.

Sei vorsichtig bei deinen Geschäften, denn die Welt ist voller Betrüger. Aber lass deswegen das Gute nicht aus den Augen, denn Tugend ist vorhanden. Viele streben nach Idealen, und überall im Leben gibt es Helden.

Sei du selbst. Täusche vor allem keine falschen Gefühle vor. Sei auch nicht zynisch, wenn es um die Liebe geht, denn trotz aller Öde und Enttäuschung verdorrt sie nicht, sondern wächst weiter wie Gras. Hör freundlich auf den Ratschlag des Alters und verzichte mit Anmut auf Dinge der Jugend. Stärke die Kräfte deines Geistes, um dich bei plötzlichem Unglück dadurch zu schützen.

Quäle dich nicht mit Wahnbildern. Viele Ängste werden durch Müdigkeit und Einsamkeit geweckt. Bei aller an-

gemessenen Disziplin sei freundlich mit dir selbst. Ge-
nau wie Bäume und Sterne, so bist auch du ein Kind der
Schöpfung. Du hast ein Recht auf deine Existenz. Und
auch wenn du das nicht verstehst, entfaltet sich die Welt
nach Gottes Plan. Bleib also im Frieden mit Gott, was
auch immer er für dich bedeutet und was immer deine
Sehnsüchte und Mühen in der lärmenden Verworrenheit
des Lebens seien, bewahre den Frieden in deiner Seele.
Bei allen Enttäuschungen, Plackereien und zerronnenen
Träumen ist es dennoch eine schöne Welt. Sei vorsich-
tig. Strebe danach, glücklich zu sein.«

Das Kehl-Chakra

Das haben wir alle schon erlebt: Man freut sich auf eine Essenseinladung bei Freunden. Endlich ist der ersehnte Abend da. Gutgelaunt erscheint man auf der Party und ist neugierig, wen man dort treffen wird. Alle begrüßen sich aufs herzlichste, man wechselt ein paar belanglose Worte, freundlich, höflich, wie Small Talk nun einmal ist. Endlich nimmt man am liebevoll gedeckten Tisch Platz. Jetzt könnte der Abend so richtig gemütlich werden.

Aber das Schicksal hat es nicht gut mit uns gemeint. Zu unserer Rechten sitzt »Frau Plaudertasche«. Kaum hat sie Platz genommen, geht es auch schon los. Der ausschweifenden Erzählung über den letzten Premierenabend in der Oper oder den Kammerspielen lauscht man noch interessiert, verraten sie doch ein gerüttelt Maß an Bildung, wie da Sänger, stimmliche Disposition, Bühnenbild, Präsenz des Dirigenten, Kreativität des Regisseurs und die Reaktionen des Publikums eindringlich geschildert werden. Und wer mit wem das spektakuläre Ereignis besuchte, mag ebenfalls noch spannend sein. Nebenbei kann man sich bestens auf die köstliche Vorspeise konzentrieren, während die Tischnachbarin munter vor sich hin plätschert. Es grenzt allerdings an ein Wunder, dass sie den ersten Gang trotz Redefluss noch vor einem selbst beendet hat. Genauso erstaunlich ist die Tatsache, dass sie jeden Bissen mit Lobeshymnen begleiten konnte.

Man würde nun gern selbst einen Schwank aus dem eigenen Leben zum Besten geben. Im Theater war man zwar schon lange nicht mehr, aber der letzte Kinobesuch hatte sich doch gelohnt – so meint man jedenfalls. Bis die Rede, nach etwa zwei eigenen Sätzen, auf das Thema Haustiere kommt, die in dem Blockbuster eine untergeordnete Rolle spielten. »Frau Plaudertasche« scheint nur auf das Stichwort gewartet zu haben. »Haben Sie auch einen Hund?« Die Frage ist allenfalls rhetorisch gemeint. Denn die nächste Viertelstunde geht es ausschließlich darum, was für ein knuddeliges, wuscheliges, unglaublich intelligentes Exemplar von Mischling sie selbst hat – natürlich aus dem Tierheim, denn wer sonst bewiese so viel Herz, wie unsere Tischnachbarin ihr Eigen nennt. Man sehnt nur den Augenblick herbei, da die Tafel aufgehoben wird und man sich zwanglos einem anderen Partygast zuwenden kann. So gut kann kein Menü schmecken, dass man noch länger der atemlos aufgeregten, stets eine Oktave zu hohen Stimme lauschen möchte.

Klingt gemein? Ist es auch. Denn wer weder Stimme noch Redefluss unter Kontrolle hat, tut das nicht, um andere zu nerven. Er leidet schlichtweg unter einer Fehlfunktion des Kehl-Chakras. So wie der nette, durchaus kompetente Kollege, der bei der allwöchentlichen Mitarbeiterbesprechung keinen flüssigen Satz herausbekommt, dessen Aussagen an ständigen Ähs, inhaltlichen Wiederholungen und zeitraubenden Wortfindungsstörungen kranken, die ein konzentriertes, sinnerfassendes Zuhören unmöglich machen. Manchmal versagt ihm die Stimme sogar ganz. Er wird rot, ringt nach Luft, die Vorstellung ist für ihn vorzeitig beendet. Zu gern würde man ihm Mut machen, etwa mit Sätzen wie: »Trau dich, du kennst dich auf dem Gebiet bestens aus. Ich bin gespannt, was du zu sagen hast.« Das ist zwar lieb gemeint, würde den Betreffenden aber keinen Schritt weiterbringen. Abhilfe schafft – sowohl bei der »Plaudertasche« wie beim »Sprachgestörten« – allein die Behandlung des Kehl-Chakras, dessen Sanskrit-Name »Vishudda« lautet, was so viel wie reinigen und Klarheit bedeutet.

Wichtige Informationen und Zuordnungen

Das Kehl-Chakra hat vier Energiestrudel. Zwei liegen vorne, etwa in Höhe des Kehlkopfs. Die beiden hinteren sind im Nackenbereich.

Es pulsiert mit etwa 250 bis 275 Hertz und 1200 Hertz.

Es strahlt in der Farbe Blau (von Himmelblau bis Königsblau).

Es steht in direkter Verbindung zum zweiten Chakra, dem Sakral-Chakra.

Es steuert auf der körperlichen Ebene den Hals, die Schultern, Arme und Hände.

Es regelt unseren Gehör-, Geruchs- und Geschmackssinn.

Es steuert unser Meridiansystem (Akupunktur).

Es ist das Tor zum Bewusstsein und zum Sinn für Wahrheit.

Es gilt als Schaltstelle für den Sinn von Recht und Unrecht (Gewissen).

Das Kehl-Chakra befindet sich an der engsten Stelle des Körpers, im Hals. Daher haben ein Energie-Ungleichgewicht oder gar eine Blockade weitreichende Folgen: Der Weg zum höheren Bewusstsein und zur inneren Weisheit ist wie abgeschnitten. So hört man von Menschen, deren fünftes Energiezentrum nicht einwandfrei rundläuft, häufig Sätze wie: »Das begreife ich nicht« oder »Das ist mir zu hoch«, selbst wenn die abgegebenen Erklärungen ausführlich und für alle anderen durchaus erschöpfend waren.

So mancher Lehrer kann davon ein Lied singen. Da schaut ihn ein Schüler mit großen Augen verständnislos an, wenn vom »past perfect« die Rede ist, das drei Schulstunden lang durchgepaukt wurde. Und es liegt nicht daran, dass er den Stoff nicht gut vermittelt hätte. Des Rätsels Lösung: Der Schüler war zwar anwesend, hat aber nicht wirklich zugehört. Manche Kinder beschreiben diesen Zustand ganz zutreffend mit: »Mir ist, als wären meine Ohren zugeklappt.« Schließlich ist bei ihnen der Hörsinn nicht optimal entwickelt, den das Kehl-Chakra steuert. Kein Wunder also, dass die Botschaft nicht bis ins Gehirn vordringt, wo sie verarbeitet und im Idealfall auch gespeichert wird. Da ist es sicher auch von Nachteil, dass in vielen weiterführenden Schulen das Singen im Musikunterricht gestrichen wurde. Im Hinblick auf die stimmlich schwach Besaiteten ist dies zwar gut gemeint, ist aber für das Kehl-Chakra wenig förderlich, da dieses sich umso besser entwickelt, je mehr Klänge es produziert.

Auch Vorgesetzte beklagen häufig, dass Mitarbeiter um jeden Preis nicht verstehen wollen, was von ihnen erwartet wird, selbst wenn sie immer wieder darauf hingewiesen werden. Ein paar Minuten zu spät kommen – das kann doch nicht so schlimm sein, argumentieren sie. Kunden freundlich bedienen – man ist doch nicht jeden Tag bester Laune. Man soll adrett und gepflegt am Arbeitsplatz erscheinen – man ist doch kein Mannequin!

So großzügig die Begriffsstutzigen sich selbst gegenüber sind, so streng reagieren sie allerdings auf die »Verfehlungen« der anderen. Dafür haben sie einen geschärften Blick. Sei es über das unmögliche Outfit oder die Inkompetenz der Kollegin, die Führungsschwäche des Chefs oder die Achtlosigkeit des Partners – über alles äußert man sich lautstark und wundert sich allenfalls, warum die anderen einem nicht gerne zuhören, einen manchmal sogar genervt auffordern, zur Abwechslung mal den Mund zu halten.

Aber das kann ein Mensch mit Kehl-Chakra-Schwäche nicht. Selbst wenn er sich darum bemüht, um Zusammenstöße mit seiner Umgebung zu vermeiden, kann er nur kurze Zeit schweigen. Man sieht ihm regelrecht an, wie er einen dicken Hals bekommt, unruhig wird, weil all das Ungesagte nach oben drängt und sich wieder zu einem Monolog zusammenballt, mit dem er sein ungeheures Wissen – oder was er dafür hält – zur Schau stellen will. Eine Angelegenheit einfach mal auf sich beruhen zu lassen oder einen günstigeren Zeitpunkt für die Aussprache abzuwarten ist nicht seine Sache.

Störungen im Kehl-Chakra führen oft auch dazu, die Schuld

an den eigenen Problemen stets bei anderen zu suchen. Deshalb nimmt man gerne die Opferrolle ein, verdrängt den eigenen Anteil an Unstimmigkeiten, Querelen oder Unannehmlichkeiten und denkt gar nicht daran, mit Anstand die Konsequenzen des eigenen Handelns zu tragen. Das kann der Schüler sein, der keine Lust zu lernen hat, die Klassenarbeit in den Sand setzt, aber immer nur betont, wie unangemessen anspruchsvoll der Lehrer war. Das kann aber auch ein Mensch sein, der das Vertrauen seines Partners missbraucht hat, bei Freunden jedoch herumjammert, dass er verlassen worden ist. Wenn man vorsichtig anmerkt, dass da möglicherweise das eigene Verhalten eine Rolle spielte, bekommt man zu hören, man erwarte doch nur ein wenig Verständnis für die Situation – das Verständnis der anderen, wohlgemerkt.

Dass Borniertheit und Halsstarrigkeit (der Hals ist der Sitz des Kehl-Chakras!) die Folge eines energetischen Ungleichgewichts sind, hängt damit zusammen, dass über das Kehl-Chakra die Fähigkeit entwickelt wird, Recht von Unrecht zu unterscheiden. Damit ist dieses Zentrum das geistige Pendant zu unserem zweiten Chakra, dem Sakral-Chakra, bei dem wir lernen mussten, was auf der körperlichen Ebene für uns gut oder schlecht ist. Man kann das Kehl-Chakra also durchaus als Sitz unseres Gewissens bezeichnen. Ist es gut entwickelt, erkennen wir spätestens nach dem Handeln, dass wir einen Fehler gemacht haben, stehen dazu und tragen klaglos die Konsequenzen. Es macht übrigens keinen Sinn, tage-, wochen- oder gar jahrelang sich in Schuldgefühlen zu suhlen und sich ständig Vorhaltungen zu machen, wie dumm man war. Gewissensbisse haben ausschließlich die Funktion, uns auf falsches Verhalten hinzuweisen, um es künftig zu vermeiden. Bei einer Chakra-Blockade macht jemand allerdings immer wieder dieselben Fehler, in der irrigen Hoffnung, das Ergebnis seiner Handlungen könne irgendwann einmal zu seinen Gunsten ausfallen. Es gibt viele Beispiele dafür: Das kann Missachtung der Straßenverkehrsordnung sein. Man überquert grundsätzlich die Ampel bei Rot oder sammelt Strafzettel fürs Falschparken wie andere Leute Trophäen. Häufig ist es auch eine laxe Auslegung des Steuerrechts. Da werden Bewirtungen abgeschrieben, die reines Privatvergnügen waren, Nebeneinkünfte großzügig verschwiegen. Selbst andauernde Untreue in Beziehungen gehört dazu. All diese Beispiele haben eine Gemeinsamkeit: Im Grunde weiß man, was sich gehört und was nicht, aber man ist der felsenfesten Überzeugung, Gesetze und Spielregeln gelten nur für andere. Oder wie die alten Römer zu sagen pflegten: »Quod licet Jovi, non licet bovi«, »Was Jupiter erlaubt ist, ist dem Ochsen noch lange nicht erlaubt«. Besser kann man übersteigertes Selbstbewusstsein nicht kennzeichnen.

Wen wundert es also, dass Menschen mit einem unausgeglichenen Kehl-Chakra wahre Meister darin sind, die prächtigsten Lügengebäude zu errichten, um ihren Kopf aus der stets drohenden Schlinge zu ziehen. Da werden weitschweifige Erklärungen abgegeben, warum die Arbeit, die vor Tagen schon hätte erledigt sein sollen, noch nicht fertig ist. Und immer liegt es an den anderen. Der benötigte Telefonpartner war aus Urlaubs-, Krankheits- oder anderen Gründen nicht zu erreichen. Die Lieferung ist nicht pünktlich eingetroffen – während sie in Wirklichkeit seit längerer Zeit im Lager liegt. Ein anderer versichert nachdrücklich, er habe die Bestellung per E-Mail abgeschickt, aber sie sei – o Wunder – im Datennirwana verschwunden. Ich hatte eine Kollegin, deren Großmutter sage und schreibe dreimal gestorben ist, nur weil die Enkelin es nicht fertigbrachte, klar und deutlich zu sagen: »Der Text ist nicht fertig, weil ich zu spät mit der Arbeit angefangen habe.« Einige sind beim Erfinden von Ausreden so geschickt und überzeugend, dass sie oft selbst an ihre Worte glauben, und reagieren sehr unwirsch, wenn man es auch nur wagt, mal zweifelnd eine Augenbraue hochzuziehen. Verhaltensforscher haben übrigens festgestellt, dass manche Menschen bis zu zweihundertmal am Tag lügen. Das fängt an mit einem unaufrichtigen »gut« als Antwort auf die Frage nach dem werten Befinden und reicht bis zu der Behauptung, die Erde sei eine Scheibe, wenn man das Gefühl hat, der andere ließe nur diese Aussage gelten. Dazu gehören aber auch Schwindeleien wie »die U-Bahn hatte Verspätung«, wenn man einfach nicht aus dem Bett kam, oder die dreiste Behauptung, das Kleid stünde seiner Trägerin ausgezeichnet, obwohl es zum Davonlaufen ist.

Begründet werden die Falschmeldungen meist damit, man habe andere nicht unnötig beunruhigen oder verletzen wollen. Wenn wir allerdings ehrlich mit uns selbst sind, werden wir feststellen, dass fast alle sogenannten Notlügen in erster Linie dazu dienen, uns besser dastehen zu lassen, zum Beispiel als zuverlässigen Mitarbeiter, dem das Verschlafen völlig fremd ist, als erfolgreiche Verkäuferin, die es sogar schafft, Eskimos Kühlschränke anzudrehen. Und selbst wenn wir einer lieben Freundin vorschwindeln, ihre Haarfarbe sei ein Traum, weil wir sie nicht verletzen wollen, sollten wir einmal über die Konsequenz nachdenken, ehe wir ungeniert schwindeln. Schließlich hat sie uns vertrauensvoll gefragt, um von uns einen Rat zu erhalten. Hat sie da nicht das Recht auf eine ehrliche Antwort? Ehrlich heißt ja nicht automatisch schonungslos und verletzend. Irgendwann wird sie vielleicht von anderer Seite hören oder selbst erkennen, wie unpassend der Schneewittchenlook für sie ist. Entweder zweifelt sie dann an unserem Geschmack oder an unserer Zuverlässigkeit. So gesehen schneiden wir uns mit der von uns erwiesenen angeblichen Gefälligkeit über kurz oder lang ins eigene Fleisch, kommen damit nicht unbedingt weiter. Nicht umsonst heißt es: Lügen haben kurze Beine.

Gelegentlich sind Aussagen aber auch nur scheinbar eine Lüge. Fragt man beispielsweise einen Mann nach seiner Beziehung, antwortet er möglicherweise, es sei alles in bester Ordnung. Fragt man hingegen die Frau, erfährt man bis ins kleinste Detail, wo es überall hakt und hapert. Beide haben recht – aus ihrer Sicht der Dinge. Denn Wahrheit und Wirklichkeit sind zwei unterschiedliche Dinge. Die Wirklichkeit bezieht immer die eigene Wertung und Perspektive des Betrachters mit ein. Sie mögen keinen Regen? Dann werden Sie einen Urlaub, in dem es ständig nieselte, kaum als schön bezeichnen, selbst wenn das Hotel und die Landschaft traumhaft waren. Sie hassen es, Hemden zu bügeln, während Ihre Freundin das fast als Hobby betreibt? Oder denken Sie an einen Kollegen, den Sie aufgrund seiner Zuverlässigkeit, Höflichkeit oder Kompetenz sehr schätzen – weil Ihnen diese Eigenschaften wichtig sind. Das ist Ihre Wirklichkeit. Die eines anderen sieht aller Wahrscheinlichkeit anders aus. In seinen Augen ist ein außergewöhnlich höflicher Mensch ein unangenehmer Schleimer. Kompetenz empfindet er vielleicht als Besserwisserei. Und mit der Zuverlässigkeit will sich der Kollege nur lieb Kind machen – ein und dieselbe Person, aber zwei doch sehr unterschiedliche Einschätzungen. Und wer hat jetzt recht? Der, der den Kollegen mag, oder der, der ihn ablehnt? Keiner. Beide haben nur die Wirklichkeit betrachtet.

Erst mit einem energetisierten Kehl-Chakra sind wir in der Lage, die Wahrheit zu sehen. Im Fall des Urlaubs erzählen wir völlig wertfrei, wie schön das Urlaubsziel war, dass uns der Regen aber frösteln ließ. Das Bügeln betrachten wir als eine notwendige Arbeit, die nun einmal zu erledigen ist und an sich nicht mehr oder weniger wertvoll ist als eine Blinddarmoperation des Chirurgen oder der Superdeal eines Börsenbrokers. Und was den Kollegen angeht: Er ist, wie er ist. Niemand von uns hat das Recht, über einen anderen herzuziehen, denn alle Menschen sind vor dem Universum gleich wertvoll, da jeder Einzelne ein Teil des großen Ganzen ist und seine eigene Bedeutung in diesem universellen Mosaik hat – auch wenn wir es nicht begreifen. Und das tun wir nicht, solange wir nicht unser Kehl-Chakra zur vollen Entfaltung gebracht haben. Ist das gelungen, reifen wir zu einem Menschen, der offen und ehrlich ist, zu seinen Fehlern steht und sich bemüht, sie nicht zu wiederholen. Dann erst sind wir in der

Lage, selbstbewusst, jedoch ohne jede Spur von Überheblichkeit aufzutreten. Wir sprechen klar aus, was wir zu sagen haben, auch wenn unsere Meinung nicht auf Gegenliebe stößt. Wir lassen aber auch andere zu Wort kommen und hören uns an, was sie zu sagen haben. Wir wissen dann, dass das Leben Höhen und Tiefen hat, und fügen uns gelassen in diese Wellenbewegungen. Wir beginnen, die universellen Gesetze zu begreifen, etwa, dass jede unserer Handlungen und unser Verhalten Folgen hat und dass wir unser Verhalten ändern müssen, wenn uns die Konsequenzen nicht genehm sind. Vor allem aber sind wir dann endlich in der Lage, das Rechte zu tun, selbst wenn es für uns keinerlei Vorteile bringt. Und das sorgt vielleicht für ein wenig mehr Gerechtigkeit in dieser Welt.

Körperliche Folgen
einer Blockierung des Kehl-Chakras

- Man hat Probleme mit dem Schulterbereich.
- Arme und Hände sind schlecht durchblutet, manchmal hat man sogar ein Taubheitsgefühl (da das Kehl-Chakra die Halswirbelsäule blockiert).
- Erkältungen werden häufig von Mandelentzündungen begleitet.
- Sind die Mandeln bereits entfernt worden, kommt es zu einer Seitenstrangangina.
- Häufige Heiserkeit, manchmal sogar völlige Stimmlosigkeit.

- Man hat Schluckbeschwerden beim Essen, manchmal will sogar die Spucke nicht rutschen, als hätte man einen Kloß im Hals.
- Man verschluckt sich leicht, sogar an der eigenen Spucke, und muss heftig husten oder um Luft ringen.
- Die Schilddrüse arbeitet nicht einwandfrei, im Extremfall stellt sie die Hormonproduktion ganz ein.

Psychische Folgen
einer Blockierung des Kehl-Chakras

- Man traut sich nicht, seine Meinung zu sagen.
- Man flüchtet in Ausreden und (Not-)Lügen.
- Man bekommt leicht etwas in den falschen Hals, weigert sich aber einzulenken, selbst wenn die anderen ihre Äußerungen klarstellen.
- Man ist mitunter sprachlos oder, im anderen Extrem, poltert laut los oder keift herum wie ein zänkisches Marktweib.
- Man bekommt des Öfteren zu hören, man sei halsstarrig.
- Man hat Schwierigkeiten, den Standpunkt anderer zu verstehen, oder will nicht einsehen, dass ein anderer recht haben könnte.
- Man neigt dazu, anderen die Schuld zu geben, wenn man selbst mit einer Situation nicht klarkommt.
- Man ist misstrauisch, wittert hinter jedem Verhalten etwas Böses.
- Man gibt sich sehr arrogant entweder, weil man sich für

besonders schlau hält oder weil man damit seine Unsicherheit überspielen will.

Falls Sie sich in der einen oder anderen Beschreibung wiedererkennen, lohnt es sich, mal die Ursachen für die Störung des Kehl-Chakras genau unter die Lupe zu nehmen.

Überzeugungen, die zur Blockierung des Kehl-Chakras führen

- »Ich wüsste nicht, was ich der Welt zu sagen hätte.«
- »Am besten hört jeder auf mein Kommando.«
- »Wenn ich etwas weiß, behalte ich das für mich. Sollen die anderen doch selbst sehen, wie sie zurechtkommen.«
- »Ich habe mir mein Wissen hart erarbeitet, deshalb haben die anderen die Pflicht, das zur Kenntnis zu nehmen und zuzuhören.«
- »Alle denken nur an sich. Ich bin der Einzige, der auch an mich denkt.«
- »Woran ich glaube, sollte im Grunde zur Norm erhoben werden.«
- »Die meisten Menschen sind doch recht blöd.«
- »Es geht niemanden etwas an, wie ich mich fühle.«
- »Alle sollen wissen, dass ich ein armes Opfer bin.«

Wer sich zu einer oder gar mehreren dieser Überzeugungen bekennt, kann mit ziemlicher Sicherheit davon ausgehen, dass sein Kehl-Chakra nicht im Lot ist. Bei den »schwachen«

Überzeugungen, die von einer gewissen Sprachlosigkeit zeugen, haben wir es in der Regel mit einem Menschen zu tun, dem es an Selbstbewusstsein mangelt. Meist liegt es daran, dass er in seiner Kindheit nicht zu Wort kam. Vor allem die ältere Generation ist davon betroffen, wo noch der Erziehungsgrundsatz galt, man dürfe ein Kind zwar sehen, aber nicht hören. Es ist aber auch die Folge davon, dass Kinder dazu angehalten werden, lieber etwas zu verschweigen oder die Unwahrheit zu sagen, weil es doch niemanden etwas angehe, was zu Hause los sei. Kindermund tut Wahrheit kund – aber dafür wird ein Kind zumeist abgestraft.

Bei den »starken« Überzeugungen spürt man förmlich die Arroganz, die ihnen zugrunde liegt. Ursache dafür können Erwachsene sein, die dem Kind bereits ein Mitspracherecht einräumten, es möglicherweise sogar als Entscheidungsträger fungieren ließen, als es sich der Tragweite seiner Äußerungen noch nicht bewusst sein konnte. Häufig findet man diese Überzeugungen aber auch bei Menschen, die einem Elternteil als Partnerersatz dienten, zum Beispiel nach einer Trennung oder einem Todesfall, oder wenn das Kind einem Elternteil Botschaften überbringen musste, weil die beiden gerade wieder hoffnungslos zerstritten waren. Desgleichen, wenn die Eltern sich ihrem Kind, beispielsweise aus Bildungsgründen, hoffnungslos unterlegen fühlen. Dadurch wird das Ego derart gestreichelt, dass sich der Betreffende auch später noch für das Maß aller Dinge hält – ein verhängnisvoller Irrtum.

Übungen zur Stärkung des Kehl-Chakras

1. Übung

Stellen Sie sich gerade hin. Beide Füße zeigen leicht nach außen (s. Abb. 15). Bringen Sie das rechte Bein nach vorne, der Fuß ruht auf der Ferse. Das linke Bein bleibt hinten, der Fuß steht seitlich. Die Arme sind auf dem Rücken. Die Hände liegen nebeneinander mit dem Handrücken flach am Ende der Wirbelsäule. Ziehen Sie jetzt die rechte Schulter vor und bücken Sie sich nach links unten. Strecken Sie dabei den Hals und atmen Sie ein. Richten Sie sich langsam wieder auf. Atmen Sie dabei tief aus. Wiederholen Sie diese Übung achtmal. Dann machen Sie die Übung mit umgekehrter Fußstellung nach rechts (ebenfalls achtmal).

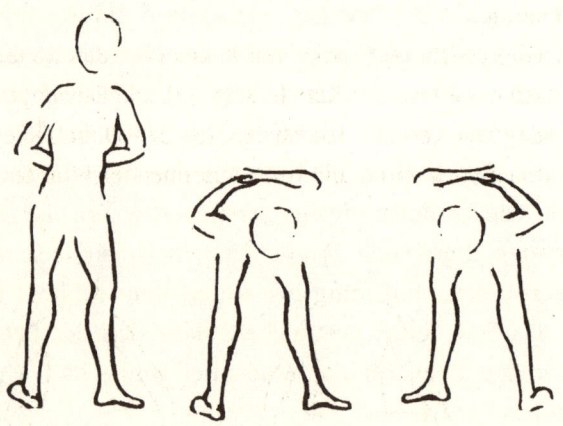

Abb. 15

2. Übung

Stellen Sie sich bequem hin. Die Arme hängen locker an den Seiten herunter. Dann bewegen Sie Ihren Kopf mehrmals in folgende Richtungen (s. Abb. 16): Mit dem Gesicht nach vorne, hoch und hinunter und nach rechts und links. Dann diagonal von links oben nach rechts unten und von rechts oben nach links unten. Das Gleiche noch einmal so weit wie möglich nach oben und so weit wie möglich nach unten. Zum Abschluss drehen Sie Ihren Kopf mehrmals in einer großen Kreisbewegung in beide Richtungen.

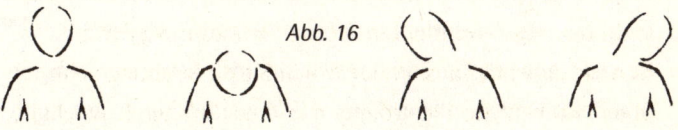

Abb. 16

3. Übung

Setzen Sie sich mit gekreuzten Beinen auf den Boden und umfassen Sie fest Ihre Knie (s. Abb. 17). Die Ellenbogen sind gerade. Bewegen Sie den oberen Teil der Wirbelsäule beim Einatmen nach vorne und beim Ausatmen nach hinten. Ent-

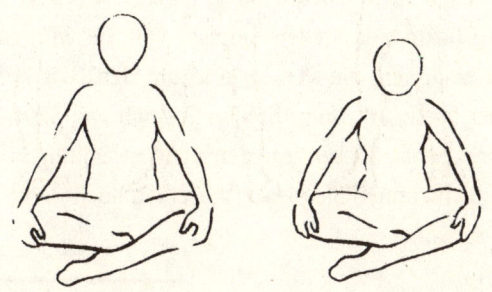

Abb. 17

spannen Sie sich. Wiederholen Sie die Übung, aber ziehen Sie diesmal beim Einatmen die Schultern hoch und lassen Sie sie beim Ausatmen wieder fallen. Zur Verstärkung können Sie mit hochgezogenen Schultern den Atem fünfzehn Sekunden anhalten. Wiederholen Sie die Übung gegebenenfalls im Fersensitz.

4. Übung

Das Kehl-Chakra reagiert sehr gut auf Töne. Singen Sie aus voller Kehle Ihr Lieblingslied, zum Beispiel unter der Dusche oder bei der Hausarbeit; summen Sie oder machen Sie irgendein anderes Geräusch, etwa sinnlose Laute vor sich hin brabbeln. Und noch ein Tipp: Auch wenn Klänge das Kehl-Chakra stärken, können sie anderen auf den Geist gehen. Verlegen Sie das Üben lieber auf einen Zeitpunkt, an dem Sie allein sind.

5. Übung

Ebenfalls sehr wirkungsvoll ist die Farbvisualisierung: Setzen oder legen Sie sich bequem hin. Konzentrieren Sie sich auf das Kehl-Chakra und stellen Sie sich vor, Sie würden die Farbe Blau einatmen, die sich im und um den Hals herum immer weiter ausdehnt. Oder: Stellen Sie sich vor, Sie trügen einen blauen Schal, locker um den Hals geschlungen. Selbstverständlich können Sie diesen Vorschlag auch in die Tat umsetzen. Es wirkt!

Affirmationen für das Kehl-Chakra

❈ »Ich bin, was ich sein möchte.«

❈ »Ich bin willens, mich zu ändern.«

❈ »Ich lerne täglich, und zwar mit Freude.«

❈ »Ich befinde mich im Gleichgewicht und in Harmonie.«

❈ »Ich spreche ruhig und harmonisch.«

❈ »Ich umarme alle meine Erfahrungen.«

❈ »Ich treffe meine Entscheidungen voll Vertrauen.«

❈ »Ich bin mir meiner Gefühle sicher.«

❈ »Ich bin gelassen und stehe über den Dingen.«

Das Stirn-Chakra

Der Duft von Räucherstäbchen erfüllt die Luft. Sandelholz, Jasmin, Ylang Ylang – eine gewöhnungsbedürftige Mischung und durchaus in der Lage, heftige Kopfschmerzen zu verursachen. Dazu liebliche Klänge von Synthesizern und Zimbeln aus den Lautsprechern, allesamt getragen von der Idee, das Universum hörbar zu machen. Ringsum an den Wänden der langgestreckten Halle, dicht an dicht wie Sardinen in einer Büchse, die Verkaufsstände. Heilsteine aus aller Welt, von Achat (für Schutz und Geborgenheit) bis Zoisit zur besseren Regeneration. Klangschalen in verschiedenen Tonlagen, um die Chakras zu aktivieren. Mobile Masseure mit Rüttelstühlen. Reiki-Meister mit stabilen Massagetischen und Energie-Arbeiter, die mir im Vorbeigehen ihre Dienste anbieten, um meine Chakras ein wenig umzupolen. »Du wirst dich danach nicht wiedererkennen«, verspricht ein blondgelockter, schmächtiger Jüngling mit abgekauten Fingernägeln. Das glaube ich ihm gern. Zumindest würde ich mich danach fragen, welcher Teufel mich geritten hat, auf dieses omnipotente Heilsversprechen hereinzufallen. Dankend lehne ich ab und ziehe weiter.

Mein Ziel auf dieser Esoterikmesse, der ersten und einzigen, die ich jemals besucht habe, sind die Wahrsagerinnen, jene Frauen also, deren Stirn-Chakra so gut entwickelt ist, dass sie mühelos Kontakt zum Jenseits aufnehmen können oder sich Informationen von der universellen Festplatte herunterladen, wie andere lexikalisches Wissen bei Wikipedia. Nicht umsonst wird das Stirn-Chakra auch als das Dritte Auge bezeichnet, das uns zur Hellsichtigkeit befähigt und empfänglich macht für übersinnliche Geschehnisse wie Telepathie, also das Erspüren von Gedanken oder Gefühlen anderer Menschen. Im Sanskrit heißt es »Ajna«, was so viel bedeutet wie wissen und wahrnehmen.

Am Ende der Messehalle werde ich endlich fündig. Da sind sie, die winzigen Nischen, teils mit orientalischen Brokatstoffen, teils mit bedruckten Tüchern abgehängt, auf denen Tierkreiszeichen oder germanische Runen magisch in Gold und Silber schimmern. Das Halbdunkel im Innern wird von Kerzen oder Windlichtern erhellt. Geheimnisvoll, mystisch und für mich ganz und gar nicht vertrauenerweckend. Aber da bin ich wohl eine Ausnahme. Fast alle Tischchen sind besetzt – auf der einen Seite die Klientin, auf der anderen das Medium. Dazwischen liegen in Reih und Glied Tarotkarten, manchmal auch kleine Knöchelchen, und auf einem Tisch steht tatsächlich eine Kristallkugel. Ich frage mich gerade, warum Wahrsagerinnen bevorzugt zu Platinblond oder Pechschwarz greifen, wenn sie sich die Haare färben, als ich aus einem der kleinen, dunklen Nebenräume einen verheißungsvollen Satz höre: »Sie müssen im Straßenverkehr aufpassen.« Die Frau hätte ihre Worte mit mehr Bedacht wählen können, unabhängig davon, ob die Messebesucherin tatsächlich unter einem Unglücksstern stand oder sie selbst gerade schlecht bestrahlt war und ihr deshalb nichts Besseres einfiel. Denn das sollte mittlerweile jedem klar sein, der sein Geld mit Hellseherei verdient: Die Macht der Gedanken ist grenzenlos – und nicht immer ganz ungefährlich.

Da lobe ich mir die englischen Medien, die auch hierzulande oft Séancen abhalten. Für alle, die ich kenne, ist es selbstverständlich, ihr Wissen in positiv aufbauende Worte zu kleiden. Sie wissen um ihre Verantwortung und welchen Schaden sie anrichten können. So sagte mir einmal eine angesehene Vertreterin der britischen Hellseherzunft: »Auch wenn ich mein Bestes gebe, ist doch nie auszuschließen, dass ich mich irre und die vermeintlich universelle Botschaft nichts weiter ist als ein Produkt meines eigenen Unterbewusstseins. Ich bin sicher sensitiver als der Durchschnitt der Menschen, aber eben auch nur ein Mensch. Gebe ich eine gute Nachricht weiter, stärkt das den Fragenden. Eine schlechte wirkt schwächend, weil sie Ängste hervorruft. Und das kann doch niemand wollen, der sich als Helfer versteht.«

Es gehört nicht viel Phantasie dazu, sich vorzustellen, was im Kopf der Messebesucherin nach dieser Warnmeldung für den Straßenverkehr vor sich geht. Da sagt eine Frau, von der sie annimmt, sie sei im Vollbesitz der Wahrheit, ihr drohe Gefahr. Was das alles bedeuten kann, weiß sie, selbst wenn ihr bis dahin noch nie etwas Schlimmes widerfahren ist. Die Nachrichten verbreiten unentwegt Schreckensmeldungen: »Lkw rammte Radlerin«, »Schwerer Unfall auf der B 12«, »Die Beteiligten schweben in Lebensgefahr«, »Geisterfahrer auf der A 9« ... Vor dem geistigen Auge der Messebesucherin tauchen zu Schrott gefahrene Autos, Krankenwägen, Blut und Tod auf. Angesichts dieser inneren Bilder wird sich die Betroffene von diesem Zeitpunkt an ängstlich und angespannt ins Auto oder aufs Fahrrad setzen. Sogar als Fußgängerin kann sie sich ihres Lebens nicht mehr sicher sein. Und was passiert, wenn wir uns völlig verunsichert fühlen? Wir verlieren die Kontrolle über die Situation und handeln »ohne Sinn und Verstand«. Das bedeutet nichts anderes, als dass unser Stirn-Chakra und damit unser Denkvermögen völlig lahmgelegt ist. Und die Wahrscheinlichkeit, dass uns in diesem von Panik erfüllten Zustand etwas zustößt, nimmt rasant zu.

Damit es zur sogenannten Selffulfilling Prophecy, zur sich selbst erfüllenden Prophezeiung, kommt, bedarf es allerdings keiner unbedachten Hellseherin. Das schaffen wir auch ganz allein, wenn wir unseren Ängsten und dunklen Ahnungen freien Lauf lassen. Da braut sich leicht ein Szenario vor unserem inneren Auge zusammen, das es mit jedem Psychothriller aufnehmen kann. Bei dem einen ist es eine schlichte Kerze, die unbemerkt eine Zeitung oder Vorhänge in Brand setzt und schließlich das ganze Haus in Schutt und Asche legt. Andere sehen den Partner lustvoll in den Armen einer anderen Frau, sobald er das Haus verlässt, und schmieden schon aufgrund dieser Vorstellung den ganzen Tag lang Rachepläne. Vor allem Mütter haben oft die schlimmsten Horrorvisionen der Gefahren, denen ihre Kinder ausgesetzt sein könnten. Das reicht von kindlichen Schlägertypen, die im Schulhof lauern, über Fußgängerampeln, die falsch geschaltet sind, bis hin zu Sittenstrolchen, die den Nachwuchs ins Auto oder ins nächste Gebüsch zerren.

Das Leben hat zweifellos seine Schattenseiten und endet bekanntermaßen mit dem Tod. Aber soll man bis zu diesem unwiderruflichen Ende angstgepeinigt seine Tage verbringen und sich völlig verrückt machen mit Ereignissen, die sich allenfalls im Kopf abspielen? Keinesfalls. Denn wer ständig mit dem Schlimmsten rechnet, wird blind für die schönen Momente und bringt sich damit um seinen verdienten Anteil am Lebensglück und an der Lebensfreude.

Das Zauberwort, um schreckliche Gedanken zu bannen, lautet – Bewusstsein. Dafür ist das Stirn-Chakra verantwortlich. Ist es gut entwickelt, können wir vermeintliche Bedrohungen von den tatsächlichen unterscheiden, sie mit dem gesunden Menschenverstand analysieren und so manches drohende Unheil abwenden.

Wie ist das bei Ihnen? Befürchten Sie auch jeden Tag, es könnte ihr letzter sein – als Arbeitnehmer, Lebenspartner oder Elternteil? Verzichten Sie auf schummrig-schönes Kerzenlicht, »weil man ja nie wissen kann«? Laufen Sie angespannt durch die Fußgängerzone, die Tasche fest an Ihren Körper gepresst, weil irgendwo ganz sicher böse Buben lauern?

Dann lohnt es sich, das Stirn-Chakra einmal aufzupolieren. Denn was nützt das schönste Leben, wenn man es nicht sorgenfrei genießen kann. Schließlich sagt man nicht umsonst: »Ich bin krank vor Sorge.«

Wichtige Informationen und Zuordnungen

Das Stirn-Chakra liegt in der Höhe der Nasenwurzel und wird auch als Drittes Auge bezeichnet, ein Synonym für Hellsichtigkeit.
Es steht in direkter Verbindung zum Solar- und Herz-Chakra.
Es pulsiert mit etwa 1000 bis 2000 Hertz.
Es strahlt in einem tiefen Violett.
Es koordiniert unser Gehirn mit den Hirnanhangsdrüsen (Hypothalamus, Hypophyse und Epiphyse) und folglich den Hormonhaushalt, die Stirnhöhle, das Innenauge und das Innenohr (Gleichgewichtssinn).
Es steuert alle Informationsströme unserer fünf Sinne, also die Wahrnehmung durch Augen, Nase, Ohren, den Geschmacks- und den Tastsinn.
Es ist die Schnittstelle zu unserem Höheren Selbst, also zu dem Teil von uns, der dem Göttlichen nahesteht.
Es verbindet uns mit dem kosmischen Bewusstsein.

Das sollten Sie wissen

Das Stirn-Chakra ist die letzte Energiestation auf unserem Weg zu einem gesunden und erfüllten Leben, das wir durch unser Verhalten positiv beeinflussen können. Gerade bei uns im Westen ist das meist dringend notwendig. Sicher kennen Sie die Schlussfolgerung, die der französische Philosoph René Descartes in seinem Werk *Meditationes de prima philosophia* Mitte des 17. Jahrhunderts zog: »Cogito, ergo sum«, »Ich denke, also bin ich.« Damit wurde das vernunftbezogene Denken für viele zum Königsweg zur Wahrheit – was zu Verwirrung und Irrtümern beigetragen hat.

Unser ganzes Schul- und Bildungssystem basiert letztlich darauf. Denn welche Fähigkeiten und Fertigkeiten werden vermittelt? Daten, Zahlen, Fakten. Von der Grundschule bis zur Universität stopft man sich den Kopf mit rationalem Wissen voll, nicht selten, »bis er raucht«, wie es im Volksmund heißt. Und das bedeutet nichts anderes, als dass unser Gehirn überstrapaziert wurde, was dem Stirn-Chakra gewiss nicht guttut. Aber was hat ein Mensch davon, aus dem Stand Schillers Glocke rezitieren oder das gesamte Köchelverzeichnis mit Mozarts Werken aufsagen zu können? In manchen Kreisen mag er als belesen, gebildet, klug oder gar intellektuell gelten. Vielleicht bringt man ihm mancherorts sogar große Bewunderung entgegen. Aber über seinen Wert als Mitmensch sagt das gar nichts aus. Trotz all seines Wissens kann er ein Chaot, Choleriker oder eiskalter Opportunist, humorlos, lieblos, unachtsam und keineswegs im Reinen mit sich selbst sein, ein Mensch, dessen Gesellschaft man allenfalls bis zu dem Moment erträgt, da man seine mitunter durchaus verwertbaren Kenntnisse abgezapft hat. Danach ist er wieder entbehrlich.

Selbst der größte Naturwissenschaftler kann auf privater Ebene ein Versager sein, kaum in der Lage, seinen Nachwuchs zeitig aus dem Kindergarten abzuholen oder für eine vernünftige Alterssicherung zu sorgen – trotz aller Logik und jeder Menge rationalem Denkvermögen. Man denke nur an den »zerstreuten Professor«, der stets mit dem Kopf in höheren Sphären schwebt und auf der Straße gegen den Laternenpfahl knallt. Aber auch »Otto Normalverbraucher« ist meist nicht sehr gut aufgestellt, wenn es um sein Stirn-Chakra geht, weil er nicht in der Lage ist, seine Gedanken in geordnete Bahnen zu lenken. Er sinniert über das Punkteverhältnis der Fußball-liga, während er sich eigentlich auf sein EDV-Programm konzentrieren sollte. Die Arbeit geht nicht voran. Abends ist er frustriert, weil Dinge unerledigt geblieben sind, er sein Soll nicht erfüllt hat oder zu Überstunden gezwungen ist.

Dennoch gelten Denken und die daraus resultierenden Aktionen bei uns im Westen als höchste Leistung – ganz im Gegensatz zum Osten. Dort gibt man dem Sein den Vorzug. Nicht umsonst kommen die meisten Meditationen, die dem Gedankenkarussell Einhalt gebieten, von dort. Aber auch dieses Treibenlassen hat seinen Preis. Vor lauter Gelassenheit geht nichts voran, Hunger und Not sind an der Tagesordnung. Der indische Guru Baghwan, bekannt für seine scharfsichtigen Analysen, gewürzt mit einer deftigen Prise Humor, hat das sinngemäß folgendermaßen ausgedrückt: Der Westen schuftet sich zu Tode, weil er keine Muße kennt, der Osten verhungert vor lauter Muße. Seine logische Folgerung: Man müsse sich von beiden Seiten das Beste herausholen und es miteinander kombinieren. Dann hat man eine Chance, die Stärken eines Stirn-Chakras voll auszukosten.

Stellen Sie sich vor, Sie wollen Ihren Lieben ein leckeres Essen zubereiten. Für den Anfang ist auf den Verstand nicht zu verzichten. Das beginnt damit, dass man ein Rezept lesen können muss. Auch für die Einkaufsliste tut man gut daran, ein wenig nachzudenken, damit man nicht dreimal loslaufen muss. Die Bereitstellung der nötigen Mengen und des passenden Kochgeschirrs ist eine Überlegung wert, damit das Ganze nicht im Chaos endet. Doch das Kochen selbst ist eine meditative Handlung, bei der sich eins aus dem anderen ergibt (vorausgesetzt, man ist kein absoluter Neuling am Herd.) Das Anbraten, Würzen, Verfeinern – dazu braucht man keinen Verstand, nur ein wenig Intuition und Vorstellungskraft, wie sich die Aromen ergänzen. Wer darüber hinaus mit Liebe kocht, erzielt sogar die besten Resultate. So wird Kochen zum kreativen Prozess, ohne Stress und Hektik – und alle sind begeistert.

Daran sieht man, dass das Stirn-Chakra für sich allein nicht das Maß aller Dinge sein kann. Es kommt auch darauf an, dass alle darunterliegenden Chakras im energetischen Gleichgewicht sind.

Ist das Wurzel-Chakra zu schwach, fehlt dem Menschen zum Beispiel die Kraft, und er ist, bei aller angeborenen Intelligenz, geistig träge.

Hapert es beim Sakral-Chakra, das uns lehrt, was gut oder schlecht für uns ist, können wir über das Stirn-Chakra keine Entscheidungen treffen, wirken wankelmütig und unentschlossen, manchmal sogar verantwortungslos.

Ein balancierter Energiepegel im Solar-Chakra, dem Sitz unserer Gefühlswelt und Intuition, ist vor allem deshalb wichtig, weil das Stirn-Chakra nur mit seiner Hilfe den Sprung in die Hellsichtigkeit schafft. Ist der Chakra-Partner blockiert, kommt es zu Fantastereien der übelsten Art. Das sind dann beispielsweise jene Menschen, die ständig Angst vor Dämonen und anderen üblen Gesellen haben. Nicht wenige landen in Heil- und Pflegeanstalten, weil sie völlig durchdrehen. Dabei handelt es sich bei ihren Schreckensvisionen lediglich um unbewältigte Ängste, die aus dem Unterbewusstsein hochsteigen. Ein Mensch, bei dem beide Chakras in der Balance sind, hat ein tiefes Vertrauen in die Güte des Universums, weiß, dass ihn nur Schicksalsschläge treffen, die ihn in seiner geistigen Entwicklung weiterbringen. Deshalb rate ich allen Hilfesuchenden stets, sich erst mit der Energetisierung des Stirn-Chakras zu beschäftigen, wenn das Solar-Chakra ausgeglichen ist.

Auch die Macht der Gedanken ist an das Solar-Chakra gebunden. Wer voller Wut, Trauer und negativer Gefühle ist, tut sich schwer mit positiven Gedanken. Dazu gibt es interessante Untersuchungen des japanischen Wissenschaftlers Masaru Emoto. Er forschte jahrelang im Bereich der feinstofflichen Informationen und ihrer Auswirkungen auf das Wasser. Dabei beschriftete er gefüllte Reagenzgläser und fror den Inhalt anschließend ein. Bei »schönen« Wörtern wie »Liebe«, »Engel« oder »Danke« bildeten sich wesentlich häufiger klare Kristallstrukturen (längst nicht immer, wie mir ein Augenzeuge verriet) als bei Wörtern wie »Hitler«, »du Idiot« oder »Ich bringe dich um«. Dabei kamen gehäuft geschwürartige Formationen heraus. Wenn man bedenkt, dass wir Menschen bis zu 80 Prozent aus Wasser bestehen, sollten uns diese Ergebnisse zu denken geben – sind sie doch ein Anhaltspunkt für die These, dass wir mit guten Gedanken unseren Gesundheitszustand positiv beeinflussen können.

Ein von wahrer Liebe erfülltes Herz und damit ein rund laufendes Herz-Chakra beflügelt das Stirn-Chakra zu liebevollen Gedanken, mit denen wir anderen Segen und Heilung zukommen lassen können. Außerdem wird nur mit seiner Unterstützung der Kopf frei von ver- oder beurteilenden Sätzen wie »Dieser Mensch benimmt sich einfach unmöglich«. Stattdessen meldet unser Auge völlig wertfrei, dass der andere mit vollem Mund spricht; das Ohr registriert, dass man vom anderen im Satz unterbrochen wurde, und die Nase, dass da jemand gepupst hat ...

Fehlt dem Kehl-Chakra die nötige Ausgeglichenheit, kann uns auch das sechste Energiezentrum nicht retten: Sinnloses, unzusammenhängendes Geplapper ist die Folge, oder aber wir sind nicht in der Lage, unsere geradezu genialen Geistesblitze auszudrücken. Wenn allerdings die beiden harmonieren, haben wir es mit Menschen zu tun, die wir als weise empfinden. So gesehen macht es wenig Sinn, das Stirn-Chakra zu aktivieren, weil man sich davon Allwissenheit erhofft, und die anderen Chakras zu vernachlässigen. Übrigens macht einen ein rundum gesundes Stirn-Chakra nicht zwangsläufig zu einem Einstein. Denn es hat, wie bereits erwähnt, nichts mit lexikalischem Wissen zu tun. Allerdings versetzt es uns in die Lage, Gelerntes zu erinnern und bestmöglich zu nutzen, neue Erkenntnisse rascher zu verarbeiten und Ereignisse logisch zu durchdenken, um sie dann konsequent umzusetzen.

Außerdem schafft eine Balance in diesem Zentrum erst die Möglichkeit, die universellen Gesetze von innen heraus zu begreifen, jene Gesetze also, die unabhängig von Kultur oder Zeitgeist ewige Gültigkeit besitzen. Das Spiegelgesetz wurde bereits erwähnt. Dazu gehören auch so wesentliche Erkenntnisse wie die Tatsache, dass alles, was wir aussenden, zu uns zurückkommt, dass die Heilkraft in uns selbst steckt und wir keine Marionetten des Schicksals sind, sondern unser Leben im Wesentlichen selbst in die Hand nehmen können. Der bloße Glaube an diese Gesetzmäßigkeiten weicht einem tiefen inneren Wissen, das wie Weizenkörner in uns wächst und mit dem wir im Lauf der Jahre eine reiche Ernte einfahren. Eine der schönsten Errungenschaften aber ist, dass es uns mit einem ausgeglichenen Stirn-Chakra nie an Zuversicht fehlen wird. Wir wissen instinktiv, dass es für jedes Problem eine Lösung gibt und dass sie bereits auf uns wartet – sei es in der Liebe, im Beruf oder im Familienleben. Und falls es mal keine Lösung gibt, nehmen wir die Situation eben hin, wie sie ist, und machen das Beste daraus. Aber den Kopf zerbrechen wir uns darüber ganz sicher nicht.

Körperliche Folgen
einer Blockierung des Stirn-Chakras

- ❂ Kopfschmerzen, auch chronische, bis hin zu Migräne.
- ❂ Krampfanfälle (verschiedene Formen der Epilepsie).
- ❂ Konzentrationsschwäche.
- ❂ Erinnerungslücken bis hin zum völligen Blackout, man erinnert sich zum Beispiel nicht mehr, dass einem die Tochter einen Zettel für den nächsten Elternabend gegeben oder der Chef um Erledigung eines Auftrags gebeten hat (und es war nachweislich kein Alkohol im Spiel!).
- ❂ Gedächtnisschwäche, das berühmte »Da war doch noch was«, oder man vergisst ständig Verabredungen oder wo man den Schlüssel hingelegt hat und ähnlich nervige Situationen.
- ❂ Neigung zu Stirnhöhlenentzündungen.

155

- Vereiterungen der Stirnhöhle (natürlich sind dafür in erster Linie Bakterien verantwortlich, aber ob sie zum Zuge kommen, hängt auch von unserer Gesamtverfassung ab, etwa vom Zustand des für den Mikroorganismus zuständigen Solar-Chakras, das wiederum direkt mit dem Stirn-Chakra verbunden ist).
- Häufige Bindehautentzündung (hier gilt Ähnliches wie für die Stirnhöhlenvereiterung).
- Sehstörungen, wie etwa Doppelbilder sehen.
- Schlafstörungen (man schreckt immer wieder hoch, obwohl es dafür keine äußeren Gründe wie Verkehrslärm oder laute Geräusche gibt, bis hin zu Albträumen, die einen um den erholsamen Schlaf bringen).
- Man hat oft das Gefühl, man habe Watte im Kopf.
- Gleichgewichtsstörungen.
- Häufige Schwindelanfälle bis hin zur Ohnmacht.

Psychische Folgen
einer Blockierung des Stirn-Chakras

- Man ist so verwirrt, dass andere sich fragen, was eigentlich los ist.
- Man gilt als etwas begriffsstutzig.
- Man weiß immer alles besser.
- Man hat Schwierigkeiten, Menschen, die anderer Meinung sind, zu akzeptieren.
- Man fühlt sich geradezu getrieben, zu allem ungefragt seine Meinung zu äußern.

- ❋ Man glaubt, man rede völlig logisch, sieht aber stets ein Fragezeichen in den Augen der anderen.
- ❋ Man gilt als kühler Kopfmensch, der sich nur von akribischen Wissenschaftsbeweisen überzeugen lässt und nur nach streng logischen Gesetzmäßigkeiten handelt.
- ❋ Man hält alles Spirituelle für Humbug, ohne sich die Mühe zu machen, es näher zu erkunden (ein wirklich kluger Kopf schließt niemals etwas von vornherein aus, sondern analysiert und verwertet, was sich als nützlich erweist).
- ❋ Man hat eine geradezu absurde Vorliebe für das Außersinnliche und hält Wissenschaft für Teufelswerk.
- ❋ Man fängt einen Gedanken an, kann ihn aber nicht zu Ende führen, weil sich ständig andere Überlegungen dazwischendrängen.
- ❋ Man fühlt sich wie ein Hamster im Käfig, immer gehetzt, aber man kommt nicht wirklich voran.
- ❋ Man wird geplagt von innerer Rast- und Ruhelosigkeit.
- ❋ Man sieht den Wald vor lauter Bäumen nicht mehr, das heißt, man verliert leicht den Überblick in einer Situation, obwohl die Lösung eines Problems auf der Hand läge.
- ❋ Man überlegt, zum Beispiel nach Streitigkeiten, immer wieder, was man hätte sagen oder antworten sollen.
- ❋ Man gibt sich wiederholt Tagträumen hin.
- ❋ Man ist leicht beeinflussbar und wechselt die Meinung wie andere das Hemd.

Haben Sie Anhaltspunkte dafür gefunden, die dafür sprechen, dass Ihr Stirn-Chakra nicht ganz auf der Höhe ist?

Dann halten Sie vermutlich an einer der folgenden irrigen Überzeugungen fest:

Überzeugungen, die zur Blockierung des Stirn-Chakras führen

✺ Wenn ich stets mit dem Schlimmsten (»worst case«) rechne, bin ich auf alles vorbereitet.

✺ Damit mich niemand auf dem falschen Fuß erwischt, muss ich mir alle nur denkbaren Reaktionsmöglichkeiten durchspielen, zum Beispiel für eine geschäftliche Unterredung.

✺ Wer ohne ausgeklügelten Plan ans Werk geht, wird zwangsläufig scheitern.

✺ Wissen ist Macht (wenn man daraus ableitet, man sei allen weniger gut Informierten überlegen, und ihre Hinweise vielleicht sogar mit einer arroganten Handbewegung abtut).

✺ Bildung ist das höchste Gut.

✺ Ich muss über eine Materie hundertprozentig informiert sein, ehe ich ihr in meinem Leben Platz einräume. (Das hat für den Betroffenen zur Folge, dass er beispielsweise erst einmal einen Zentner Fachliteratur verschlingt, etwa über Theorie und Praxis einer Sportart, anstatt in einer Probestunde festzustellen, ob ihm diese Disziplin liegt oder nicht.)

✺ Nur wer für alle sichtbar viel beschäftigt ist, ist ein wertvoller Mensch.

✺ Wer rastet, der rostet.

✺ Müßiggang ist aller Laster Anfang.

Auch diese Auflistung erhebt, wie die in den vorangegangenen Kapiteln, keinen Anspruch auf Vollständigkeit. Aber sie weist doch auf den entscheidenden Punkt hin: Zum einen betreffen Stirn-Chakra-Störungen Menschen, die sich auf bloßes Wissen konzentrieren, auf Gedankengut also, das ursprünglich jemand anderem gehörte, der es der Allgemeinheit zur Verfügung stellte und dessen sich nun andere bedienen, manchmal sogar, ohne sich der Tragweite dessen bewusst zu sein, was sie nachplappern. Nicht selten merkt man bei genauerer Betrachtung, dass die klugen Köpfe ihre großartigen Theorien zwar lautstark verkünden, aber weit davon entfernt sind, sie in die Tat umzusetzen. Das erinnert ein wenig an Porzellansammler, die ihre guten Stücke in Vitrinen zur Schau stellen, aber im Alltag nie davon Gebrauch machen würden. Böse Zungen behaupten, diese Wissensanhäufung diene lediglich der Wichtigtuerei. Ich habe eher den Verdacht, dass sich diese Zeitgenossen fremden Wissens bedienen, weil es schlüssig klingt. Damit folgen sie der besten abendländischen Tradition, haben aber kein Gefühl dafür entwickelt, ob die hehren Theorien auch zu ihrem praktischen Lebensweg passen. Kein Wunder, dass einem diese Menschen irgendwie brüchig vorkommen.

Die Ursache für dieses Verhalten ist in der Kindheit zu suchen. Mit der Herkunft hat es nichts zu tun. Es betrifft sowohl die Kinder gebildeter Eltern, die zur Elite der Nation gehören, also ein entsprechendes Ansehen genießen, als auch jene, die einem einfachen Elternhaus entstammen. Ihnen wurde als Kind eingebleut, sie müssten nur fleißig lernen, dann hätten sie es später besser als die Eltern, müssten sich nicht mehr die Hände schmutzig machen. Viele von ihnen landen in Toppositionen. Allerdings um den Preis, den die meisten Manager bezahlen: wenig Muße. Auf die verzichtet man – Spitzengehälter wollen schließlich gerechtfertigt sein – gern, bis es eines Tages zum Kollaps kommt, dem vielzitierten Burn-out-Syndrom, das nichts anderes ist als ein Offenbarungseid des Stirn-Chakras.

Wer jedoch weiß, wie er sich davor schützen kann, ist in einer glücklichen Lage. Er kann Spitzenleistungen, auch auf geistiger Ebene, vollbringen, zieht aber rechtzeitig die Notbremse.

Übungen zur Stärkung des Stirn-Chakras

1. Übung

Dieses Energiezentrum lässt sich durch *geistige Ruhepausen* positiv beeinflussen. Bei den meisten von uns dreht sich vom Aufwachen bis zum Einschlafen ein ewiges Gedankenkarussell: Wo habe ich den Autoschlüssel hingelegt? Was koche ich heute Abend? Werde ich pünktlich den Zug erreichen? Warum verhält sich mein Mann so seltsam? Fragen über Fragen. Und dazwischen Erinnerungsfetzen – an den letzen Besuch von Oma, als sie unsere Kindererziehung kritisierte, weil Laura, ohne zu fragen, einfach vom Tisch aufstand und wir schuldbewusst schwiegen; an das Gespräch mit der Kollegin und was wir ihr hätten antworten sollen, anstatt lächelnd hinzunehmen, dass sie schon wieder alle Brückentage zur Urlaubsverlängerung nutzte. Ein Gedanke jagt den anderen, während wir, ganz nebenher, unseren Tätigkeiten nachgehen, anstatt uns auf die Dinge zu konzentrieren, die wir gerade tun. Ein Mann wurde einmal gefragt, warum er stets so glücklich sei. Darauf antwortete er: »Wenn ich gehe, gehe ich. Wenn ich esse, esse ich. Wenn ich koche, koche ich.« Die Botschaft ist klar, und wir täten gut daran, sie zu beherzigen. Unser Stirn-Chakra würde es uns danken. Gelegentlich werde ich von meinem Liebsten gefragt, worüber ich gerade nachdenke. Vermutlich, weil ich dann mit leerem Blick vor mich hin starre, was sicher nicht sonderlich intelligent aussieht. Meine Antwort ist oft: an nichts. Es sind meine schönen Momente, in denen ich angenehm leer im Kopf bin. Diesen Zustand erreiche ich schnell, indem ich die Farbe Violett visualisiere und damit das Innere meines Kopfes ausfülle. Da bleibt kein Raum mehr für sinnloses Grübeln über Vergangenes, das ich nicht mehr ändern kann. Oder für mögliche Probleme, die auf mich warten. Um die kümmere ich mich lieber erst dann, wenn sie tatsächlich auftreten. Die Farbe Violett gibt mir das Gefühl, den Kopf zu reinigen. Danach fühle ich mich ruhig und stark. Probieren Sie es aus. Sie werden staunen, um wie viel konzentrierter Sie danach ans Werk gehen – bei den wirklich wichtigen Dingen des Lebens.

2. Übung

Auch *gute Musik* leistet einen wertvollen Beitrag, wenn wir unser sechstes Energiezentrum stabilisieren wollen. Hier sei noch einmal an Masaru Emoto und seine Wasserexperimente erinnert. Nicht nur gute Worte beeinflussten seine Eiskristalle positiv, auch klassische Musik. Zwar sahen die Formierungen bei Chopin anders aus als bei Bachs Goldberg-Variationen, aber immer handelte es sich um ausnehmend schöne Kristalle, die an kunstvolle Mandalas erinnerten. Ganz anders bei Heavy-Metal-Musik. Dabei kam es häufig zu hässlichen Gebilden, obwohl das Wasser von bester Qualität war.

3. Übung

Meditationen sind im Grunde nichts anderes als geistige Ruhebänkchen, auf denen wir täglich wenigstens einmal Platz nehmen sollten. Ob sie sich dabei für die »Übung der zwanzig verbundenen Atemzüge« von Seite 122 entscheiden oder für eine CD mit sanften Klängen oder Texten ist Geschmackssache. Gut ist alles, was in Ihnen für Entspannung sorgt, zum Beispiel ein Waldspaziergang oder Gartenarbeit, wobei Sie die Wunder der Natur bestaunen.

4. Übung

Ein Tag am Strand kann auch Wunder wirken, denn am Strand zu faulenzen ist Erholung pur. Sonnenstrahlen so kraftvoll und hell wie das perfekte Solar-Chakra erhitzen die Haut und wecken die Sinne. Der Himmel leuchtet in einem Blau, das jedes Kehl-Chakra jubeln lässt. Eine sanfte Brise streichelt zärtlich die Haut. Dazu das beruhigende Rauschen des Meeres und das sanfte Plätschern der Wellen. Das ist die perfekte Ausgangssituation für eine Übung, mit der Sie in nur wenigen Minuten die Lebensenergie vervielfachen können.

Suchen Sie sich ein schattiges Plätzchen (zumindest Ihr Kopf sollte kühler gelagert sein). Legen Sie sich bequem hin. Ihr Rücken spürt die Wärme des Sandes, alle Muskeln sind entspannt, Arme und Beine liegen ganz locker. Zum Auftakt machen Sie die »Übung der zwanzig verbundenen Atemzüge« von Seite 122 Also viermal bis in den Bauchraum einatmen, dann folgt der fünfte, ganz tiefe Atemzug. Während Sie das Ganze viermal wiederholen, spüren Sie, wie sich Ihr Bewusstsein erweitert. Sie sind hellwach und aufnahmebereit.

Nutzen Sie jetzt die Heilkraft des Meeres, um sich von Belastungen des Alltags reinzuwaschen. Stellen Sie sich vor, Sie liegen direkt am Wasser. Nach und nach steigt die weiche Gischt immer höher bis zu den Füßen, den Knien, dem Bauch, der Brust und schließlich bis zu den Schultern und zum Hals. Wohlig und warm umhüllt Sie der Meerschaum, und während er sich langsam wieder zurückzieht, nimmt er alle Sorgen und Kümmernisse von Ihnen, spült sie hinaus aufs offene Meer.

Wieder steigt reines Wasser empor, badet Sie von den Füßen bis zum Hals mit all seiner Sanftheit, und während die Gischt zurückweicht, fühlen Sie sich befreit, denn Sie übergeben alle Last dem Meer und seiner reinigenden Kraft.

Wenn Sie diese Visualisierung fünfmal wiederholt haben, ist jeglicher Stress von Ihnen abgefallen. Und wie immer gilt: Je öfter Sie mit diesem Bild arbeiten, umso müheloser gelingt es, zum Beispiel auch dann, wenn Sie die Visualisierung fern vom Strand, etwa in den eigenen vier Wänden, praktizieren. Wer auf das Wellenrauschen nicht verzichten möchte, kann es sich mit Hilfe einer CD ins Haus holen.

Wenn Sie also völlig entspannt im Sand liegen , beginnen Sie mit dem Auftanken Ihrer Chakras. Vor Ihrem inneren Auge taucht die Farbe Rot auf, ein kräftiges, warmes Rot. Aus Erfahrung können bei Sonnenschein selbst jene Menschen Farben visualisieren, die ansonsten Probleme damit haben. Das liegt daran, dass im Sonnenlicht das gesamte Farbspektrum enthalten ist und sozusagen herausgefiltert werden kann. Nutzen Sie also die Gelegenheit und holen Sie sich das Rot, das Ihrem Wurzel-Chakra die nötige Kraft gibt, um Ihr Gleichgewicht wiederherzustellen. Stellen Sie sich vor, wie die Farbe in dieses Chakra strömt, es mit Leben erfüllt und sich dort verankert.

Danach folgt die Farbe Orange für das Sakral-Chakra, Gelb für das Solar-Chakra, Grün für das Herz-Chakra, Blau für das Kehl-Chakra, Violett für das Stirn-Chakra und Perlmutt oder Weiß für das Kronen-Chakra.

Noch ein Tipp: Da es bei dieser Übung nicht auf die Reihenfolge ankommt, dürfen Sie getrost darauf verzichten, die entsprechenden Farben mit aller Gewalt zu visualisieren. Nehmen Sie einfach den Farbton, der vor Ihrem inneren Auge entsteht, und lassen Sie ihn in das dazugehörige Chakra strömen. Am Schluss zählt nur, dass alle sieben Energiezentren ihr Farbquantum erhalten haben. Und Sie fühlen sich – nach nur wenigen Minuten – wieder wie neugeboren. Ein Test dafür: Springen Sie in die kühlen Fluten und spüren Sie, um wie viel mehr Ihre Sinne diese wohltuende Erfrischung genießen können.

5. Übung

Vogelflug: Diese Übung ist ideal für alle, die sowohl ihre Intuition (Solar-Chakra) als auch ihr Stirn-Chakra ankurbeln wollen, denn sie ist ein gutes Gegenmittel bei übertriebener Rationalität. Probieren Sie es mal aus! Sie werden sehen, wie sie zu geistigen Höhenflügen durchstarten! Setzen oder legen Sie sich bequem hin und schließen Sie die Augen. Atmen Sie einige Male tief ein und aus, bis Ihr Atem gleichmäßig fließt.

Denken Sie jetzt an einen Vogel, der Ihnen besonders gut gefällt – ob Spatz oder Schwalbe, Amsel oder Adler, spielt keine Rolle. Wenn Sie ein klares Bild von diesem Vogel haben, bitten Sie ihn, Ihr Lehrmeister zu werden, denn Sie möchten genauso gut fliegen können wie er. Fangen Sie langsam an, die Bewegungen des Vogels nachzuahmen – bis Sie sich so leicht fühlen, dass Sie vom Boden abheben. Sie steigen höher und höher, blicken herab auf die Erde. Ziehen Sie Kreise, drehen Sie Pirouetten, fühlen Sie, wie der Wind Sie umschmeichelt, wagen Sie einen Sturzflug, um im letzten Augenblick wieder nach oben durchzustarten. Alles ist möglich. Ihnen kann nichts passieren. Genießen Sie einfach die Schwerelosigkeit dieses Zustands. Wenn es für Sie genug ist, setzen Sie zur Landung an. Atmen Sie tief ein – und das Abenteuer ist beendet.

Ein Tipp: Wählen Sie als Lehrmeister nicht unbedingt einen Albatros. Oder haben Sie den noch nie landen sehen?

6. Übung

Wer die *Kunst des Visualisierens* beherrscht, leistet nicht nur Entwicklungsarbeit für das Stirn-Chakra, sondern nutzt für sich auch die Macht der Gedanken.

Überlegen Sie sorgfältig, was Sie in Ihrem Leben gerne hätten. Denn je häufiger Sie Ihre Bestellung ans Universum schicken, umso wahrscheinlicher wird die Lieferung.

Für den Anfang empfehle ich darum eine harmlose Spielerei, etwa die Bitte um einen Parkplatz, die vor allem für Groß-stadtbewohner zum echten Stoßgebet werden kann.

Setzen Sie sich ins Auto. Kommen Sie zur Ruhe, zum Beispiel mit Hilfe der »Übung der zwanzig verbundenen Atemzüge« von Seite 122, oder füllen Sie das Innere Ihres Kopfes mit der Farbe Violett. Wenn Sie die Gegend kennen, in der Sie parken wollen, stellen Sie sich die Straße vor, in die Sie fahren, oder das Geschäft, in dessen Nähe Sie parken wollen. Sollte Ihnen das Bild nicht präsent sein, nennen Sie im Geist die Straße und formulieren Sie Ihren Wunsch in Form einer Bitte. Wiederho-len Sie sie während der Fahrt dorthin – und freuen Sie sich wie ein Schneekönig, wenn's geklappt hat. Vergessen Sie da-bei nicht: Ein Danke, das von Herzen kommt, wird auch vom Universum gern gehört.

Wenn Sie das Gefühl haben, dass sie mit harmlosen »Bestel-lungen« nicht mehr auf taube Ohren stoßen, können Sie sich an größere Projekte wagen. Eine Freundin von mir war nach einigen problematischen Beziehungen des Singledaseins müde. Das erste Mal klappte es nicht. Aber sie gesteht offen ein, dass sie dafür verantwortlich war. Sie hatte ihre Vorstellungen äußerst vage abgefasst – und genauso farblos war der Typ, den sie daraufhin kennenlernte. Jetzt ist sie seit drei Jahren glücklich verheiratet. Ihr Mann ist zwar acht Jahre jünger als sie – davon war in ihrer Visualisierung nie die Rede –, aber ansonsten passen die beiden wie Topf und Deckel zusammen. Im Allgemeinen empfehle ich für Situationen, die nach einem bestimmten Muster ablaufen sollen, eine Art Drehbuch. Überlegen Sie erst einmal in Ruhe, wie das Happy End aussehen soll. Dann konstruieren Sie Szene für Szene so authentisch wie möglich. Spulen Sie im entspannten Zustand diesen Film vor Ihrem inneren Auge ab bis zum glücklichen Ausgang, ohne bei den Attributen zu übertreiben. Welchen Anzug Ihr Chef bei den Gehaltsverhandlungen trägt, spielt für das Ergebnis keine Rolle.

Erfolgversprechend ist es auch, den Verlauf schriftlich festzuhalten und das Blatt Papier in ein hübsches Kästchen zu legen. Nehmen Sie diese Box möglichst täglich einmal in die Hand und visualisieren Sie den Inhalt – bis der segensreiche Zustand eingetreten ist. Ich wünsche Ihnen dabei viel Glück und gutes Gelingen!

Affirmationen für das Stirn-Chakra

❁ Meine Gedanken sind ganz ruhig.
❁ In meinem Kopf ist Klarheit und Ruhe.
❁ Die Kraft des Universums ist auch in mir.

✹ Die Kraft der Liebe heilt mich von negativen Gedanken.

✹ Die geistige Welt schützt und leitet mich.

✹ Mir widerfährt nur Gutes, weil ich im Einklang mit der Schöpfung bin.

Das Kronen-Chakra

Vor uns steht ein Mensch mit hocherhobenem Haupt und ganz entspannt im Hier und Jetzt. Seine Schritte und Bewegungen sind anmutig. Allein schon die Art, wie er sich eine Haarsträhne aus dem Gesicht streicht, bezaubert. Sein Lächeln ist warmherzig und offen, ein Blick aus seinen Augen zeugt von tiefer Liebe, Verständnis, Mitgefühl oder innerer Freude, je nachdem, worauf er blickt. Seine Stimme ist angenehm. Mit weisen und gesetzten Worten spricht er mit allen Menschen, die ihm begegnen, und hat für jeden ein freundliches Wort, gleichgültig, ob es sich dabei um einen Bettler oder jemanden mit Rang und Namen handelt. Für ihn sind alle Menschen gleich. Ihm kommen weder Schimpfwörter noch Flüche über die Lippen. Dennoch oder vielleicht gerade deswegen lauschen alle andächtig, wenn er geistreich über die Begebenheiten – seine und die der anderen – redet. Oft schweigt er auch und hört einfach zu, was seine Mitmenschen zu erzählen haben. Noch nach Jahren erinnert er sich selbst an Kleinigkeiten, was immer wieder für Verblüffung sorgt. Es fehlt ihm eigentlich nur noch der Heiligenschein, denken Sie nun. Stimmt, der würde das Bild abrunden. Deshalb findet man ihn auch auf Gemälden, die Heilige darstellen – als Sinnbild von Erleuchtung und untadeligem Verhalten. Er steht – davon geht man jedenfalls aus – für ein weit geöffnetes Kronen-Chakra.

Menschen mit einem strahlenden siebten Chakra gibt es auch in unserer Zeit. Sie sind selten, aber der lebende Beweis dafür, dass es möglich ist, ein Leben zu führen, das in allen Bereichen von Bewusstsein durchdrungen ist – wahre Meister und Gurus, zu denen Suchende sowie Zeitgenossen pilgern, die nicht nach Ruhm und Ehre jagen, sondern ihr Leben eigenverantwortlich und zufrieden leben. Warum sollte das nicht jedem von uns gegönnt sein?

Wichtige Informationen und Zuordnungen

Das Kronen-Chakra hat seinen Sitz zwei bis drei Fingerbreit über dem Kopf und ist, je nach Entwicklung, wie eine kleine oder eine große Schüssel geformt.

Es pulsiert mit etwa 1100 bis 2000 Hertz.

Es wird als strahlend hell beschrieben, zwischen weiß und perlmuttfarben.

Es steht in direkter Verbindung zum ersten, dem Wurzel-Chakra und bildet das obere Ende der Kundalini.

Es koordiniert alle Gehirnfunktionen und den gesamten Hormonhaushalt (über die Zirbeldrüse).

Im Kronen-Chakra gipfeln alle Bewusstseinsebenen.

Es verbindet uns mit der höheren Weisheit, die außerhalb unseres Verstandes existiert.

Es lässt uns erfahren, dass wir mit allem verbunden und eins sind, so wie die Welle, die für sich wahrgenommen wird, aber immer ein Teil des Ozeans bleibt.

Es ist in der Lage, bei Schwächungen beziehungsweise Ausfällen der unter ihm liegenden Chakras »einzuspringen« und zumindest vorübergehend dessen Aufgaben wahrzunehmen. Wegen seiner unermesslichen Vielfalt an »Talenten« wird es im Sanskrit »Sahasrara« genannt, was so viel bedeutet wie tausendfach.

Das sollten Sie wissen

Wer die höchste Stufe des Bewusstseins erreichen will, muss sich gezwungenermaßen mit dem Kronen-Chakra beschäftigen. Es ist sozusagen das »Sahnehäubchen« unserer Existenz und krönt das, was wir auf dem Weg zur Erkenntnis geschafft haben, der bekanntlich ein breiter Pfad ist – angefangen beim Wurzel-Chakra mit seinem bockigen »Ich will aber, dass ...« über das Sakral-Chakra mit seiner ungezügelten Gier nach Befriedigung der »niederen« Instinkte, wie sich mit Essen vollzustopfen, ausgelassen zu zechen oder zu qualmen wie ein Fabrikschlot. Auch die Heftigkeit von Gefühlen, wie wir sie im Solar-Chakra finden, will überwunden sein. Gelassenheit heißt das Zauberwort. Oder können Sie sich einen Buddha als Rumpelstilzchen vorstellen? Um in den Genuss der höheren Weisheit als steten Wegbegleiter zu gelangen, ist aber auch ein intaktes Herz-Chakra, der Sitz der bedingungslosen Liebe, Voraussetzung. Und das heißt nichts anderes, als dass unsere Liebe allen Menschen gehört, statt nur wenigen

»Auserwählten«, die wir mögen und bewundern – ein schwieriges Unterfangen und leider nicht frei von Missverständnissen.

Stellen Sie sich vor, Sie haben eine Verabredung mit ihrem Lebensgefährten, dem der spirituelle Weg ziemlich gleichgültig ist, und sie sagen das Rendezvous ab, weil ein Kollege (ein Mann also, das macht das Ganze noch schwieriger) um Ihre Hilfe gebeten hat. Es ist durchaus möglich, dass beim ersten Mal noch nichts passiert. Was aber, wenn Sie immer wieder das Gefühl haben, Ihre Anwesenheit sei anderswo dringender gefragt, und die gemeinsamen Zeitfenster also kleiner werden? Das halten viele nicht aus. Nicht nur die Partner, auch Kinder und Freunde erheben dann schnell den Vorwurf: »Die anderen hast du offenbar viel lieber.« Da braucht es viel Verständnis auf beiden Seiten und noch mehr Erklärungen, dass bedingungslose Liebe nichts mit Blutsverwandtschaft oder Eheversprechen zu tun hat. Wenn das, was im Neuen Testament geschrieben steht, stimmt, haben sogar die Apostel um die Gunst ihres Meisters gebuhlt.

Auch das Kehl-Chakra, das enge Tor zur geistigen Welt, will gut »geölt« sein, wenn man das Kronen-Chakra zur Unterstützung heranziehen will. Nur dann sind wir in der Lage, die Tragweite unserer Worte zu erfassen und sie bewusst zu verwenden. (Auf dieser Erkenntnis basiert auch das Schweigegelübde in einigen Glaubensgemeinschaften. Ihre Gründer waren allesamt der Überzeugung, es gäbe schon genug sinnloses Geschwätz in der Welt.)

Dass ein geordnetes Stirn-Chakra eine wichtige Rolle spielt, haben wir im vorherigen Kapitel erfahren. Schließlich steuert es unsere Sinnesorgane und ist auch der Sitz des sechsten Sinns, der uns zur Hellsichtigkeit befähigt. Sie müssen aber alle erst einmal trainiert werden, ehe wir in den Genuss des siebten Sinns kommen, der uns im Kronen-Chakra begegnet. Dann steht einem bewussten Leben nichts mehr im Weg. Bewusstsein heißt dabei nichts anderes, als die eigene Sichtweise selbst zu wählen, statt wie eine Marionette an den Fäden fremden Gedankenguts zu hängen – sei es das unserer Eltern und Lehrer, die uns mit Glaubenssätzen vollgestopft haben, oder seien es Thesen, die anerkannte Geistesgrößen propagiert haben. Wer diese Ansichten und Überzeugungen nicht gesiebt, gefiltert und auf Tauglichkeit fürs eigene Leben überprüft hat, kann von sich kaum behaupten, wirklich freie Entscheidungen zu fällen. Das gilt übrigens auch für die in diesem Buch aufgelisteten Überzeugungen. Bei jeder einzelnen sollten Sie für sich selbst entscheiden, ob Sie sie sich aneignen können oder unter der Rubrik unbrauchbar einstufen sollen. Das nennt man freien Willen. Ein Gefangener seiner selbst ist aber auch, wer seinen inneren Frieden nur in der Meditation auf seinem Lieblingsfelsen findet. Der ist auf eine bestimmte Perspektive festgelegt. Frei wäre er, wenn er den ersehnten Zustand immer und überall erreichte. Um dahin zu kommen, hilft nur, das Stirn-Chakra zu energetisieren, zum Beispiel mittels Meditationen und Visualisierungen.

Die meisten von uns wählen aber den steinigen Pfad. Und der bedeutet, dass man über den Schmerz lernt. Nicht umsonst zitieren geistige Heiler bei einem Mini-Kronen-Chakras gern den Satz: »Wer nicht an sich arbeitet, an dem wird gearbeitet.« Damit sind jene Krankheiten und Schicksalsschläge gemeint, die uns dazu bringen wollen, einmal in Ruhe über unser Leben nachzudenken. Erst wenn wir die »Ursache« entdeckt haben (die meisten davon finden Sie in den Überzeugungen, die zur Blockierung oder Störung der einzelnen Chakras führen) und sie »beseitigen« beziehungsweise an ihr »arbeiten«, ist Heilung in Sicht. Dass wir bei so viel Engagement vom Universum unterstützt, manchmal sogar getragen werden, steht für mich außer Frage. Auch das ist eine Überzeugung, die Sie aber auch gern Glück nennen können. Nicht umsonst spricht man vom Glück des Tüchtigen.

Da wundert es nicht, dass Menschen mit einem Kronen-Chakra, das so groß ist wie eine Suppenschüssel, sich ihrer Wirkung, Ausstrahlung beziehungsweise ihres Charismas durchaus bewusst sind. Sie haben dafür an sich gearbeitet, denn in die Wiege wurde es ihnen nicht gelegt. Dennoch haben sie es nicht nötig, damit vor anderen zu prahlen. Die Verkündigung »Seht nur alle her, was für ein toller Hecht ich bin« mag zu einem guten Schauspieler passen, der anderen vormacht, er sei sich seiner Werte bewusst, aber nicht zu einem wirklich selbstbewussten Menschen.

Abgesehen von den eigenen Vorteilen, die sich aus einem bewussten Leben ergeben, gibt es für die konsequente Beschäftigung mit den Chakras noch eine weitere Triebfeder: die Morphogenese, die Annahme, dass das eigene Verhalten auf andere abfärbt. So hatten Wissenschaftler auf einer Insel einigen Affen beigebracht, Früchte vor dem Fressen zu waschen. Nach einiger Zeit stellten die Forscher überrascht fest, dass auch auf einer anderen Insel Affen angefangen hatten, ihr Futter vor dem Verzehren mit Wasser zu säubern. Demzufolge trüge ein vorbildliches Verhalten auch dann Früchte, wenn andere nicht unbedingt Augenzeugen sind. Es gibt Menschen, denen ist allein diese Vermutung wert, an sich zu arbeiten – für sich und eine bessere Welt.

Körperliche und psychische Folgen einer Blockierung des Kronen-Chakras

Solche Zusammenhänge gibt es im eigentlichen Sinn nicht. Zumindest sind sie bisher nicht bekannt. Bekannt ist derzeit nur – begründet durch Beobachtungen medialer Heiler –, dass sich das Kronen-Chakra der direkten Beeinflussung durch Energien von außen entzieht. Auch hat man festgestellt, dass je besser die Konstitution eines Kronen-Chakras ist, desto eher die Chance besteht, auch von schwersten körperlichen Leiden geheilt zu werden. Fast allen von Heilern dokumentierten Heilungen lag zugrunde, dass der Kranke seine bislang gültigen Einstellungen überprüft und oftmals von Grund auf verändert hat. Dazu zählten vor allem jene Überzeugungen, die Sie in den einzelnen Chakra-Kapiteln finden.

Bezieht man die Aussagen von Patienten ein, die auf geistige Heilweisen kaum oder gar nicht ansprechen, so stößt man häufig auf eine Aussage wie: »Ich fühle mich von Gott verlassen.« Kommt man mit dem Betroffenen ins Gespräch, hört man meist einen der folgenden Sätze.

Überzeugungen, die zur Blockierung des Kronen-Chakras führen

❋ »Ich glaube nicht an höhere Mächte. Das ist doch alles Unsinn.«

❋ »Wenn Gott nicht in der Lage ist, für Frieden und Freiheit auf Erden zu sorgen, dann kann es mit seiner Macht nicht weit her sein.«

❋ »Ob Buddha, Jesus oder Mohammed – die haben der Welt doch alle nichts gebracht.«

❋ »Gott ist nur eine Erfindung der Kirche, damit sie ihre Schäfchen besser kontrollieren kann.«

❋ »Das Universum spricht nicht zu mir. Wenn ich ihm das nicht wert bin, kann es mir auch gestohlen bleiben.«

Wenn wir alles Leid der Welt durch das Fehlen einer höheren Instanz oder deren Unvermögen erklären, dann besteht zweifellos kaum Grund, an Kräfte zu glauben, die außerhalb unserer real existierenden Welt am Wirken sind. Aber wer eigentlich unsere Welt ausmacht, sind genaugenommen wir selbst. Es gibt Hunger und Armut? Ja. Aber zeitgleich finden wir Untersuchungen, die belegen, dass für alle Menschen gesorgt wäre, würde man das Vermögen umverteilen, mit vegetarischen Produkten den Hunger der Menschen stillen, statt beispielsweise Soja in großen Mengen an Rinder zu verfüttern, deren Fleisch sich nur einige wenige leisten können. Für etwas, das zum größten Teil in unserer Entscheidungsbefugnis liegt, die Verantwortung auf das Universum abzuwälzen, scheint mir reichlich vermessen. Oft hört man auch klagen, es sei schlecht um die Harmonie in der Welt bestellt. Das stimmt wohl. Dazu fällt mir allerdings immer eine Geschichte ein, die sich zugetragen hat, als ein englisches Medium zu Gast in München weilte. Nach einer seiner Sitzungen kam eine ältere Frau zu ihm und säuselte: »Sagen Sie mir doch, was ich für den Weltfrieden tun kann.« Darauf antwortete die Engländerin ganz freundlich: »Gehen Sie nach Hause und seien Sie nett zu Ihrer Familie.« Meines Erachtens offenbart sich in dieser Antwort wahre Weisheit: Nicht lange überlegen und schnattern, sondern handeln. Am besten sollte man bei der kleinsten zur Verfügung stehenden Einheit mit den Verbesserungsvorschlägen anfangen – bei uns selbst.

Und was die göttliche Bereitschaft angeht, uns in diesem Leben weiter zu helfen – sei es durch Eingebungen oder glückliche Fügungen –, so wird sie uns, zumindest lehrt das die Erfahrung, immer dann zuteil, wenn wir unseren eigenen Beitrag in vollem Umfang ausgeschöpft haben. Anders ausgedrückt: Wenn wir Hilfe brauchen, sollten wir zuallererst ans Ende unserer Arme schauen. Da warten in der Regel ein paar gesunde Hände, die einiges bewerkstelligen können. Oder, um es mit einem Bild aus dem Alltag zu beschreiben: Wer vierundzwanzig Stunden kerngesund im Bett liegt, muss sich nicht wundern, wenn er am Ende des Monats die Stromrechnung nicht bezahlen kann. Einer meiner Lieblingslehrer hat in seinem Kurs mal die Frage gestellt, wer unserer Meinung nach leichter zu heilen sei: ein Manager oder ein gläubiger Mensch. Nach seiner jahrzehntelangen Erfahrung waren es die »Macher«. Sie taten alles in ihrer Macht Stehende, um gewonnene Erkenntnisse, die oft der erste Schritt zur Heilung sind, umzusetzen. Das hatten sie ein Leben lang trainiert. Die »Gläubigen« dagegen vertraten meistens den Standpunkt, sie seien von Haus aus wert, dass ihnen vom Universum geholfen werde, quasi als »Vergelt's Gott« für ihre Kirchgänge. Auch sie waren offen für neue Erkenntnisse, blieben aber im Geiste »sitzen«, warteten, dass die Heilung von außen kam. Das tut sie aber nicht. Der Lehrer erklärte dies folgendermaßen: »Wir müssen uns in Richtung des Göttlichen verändern, unsere energetischen Schwingungen anheben, damit sich unser Gesundheitszustand bessert. Denn eine Entwicklung von oben nach unten ist nicht mehr möglich.«

Die folgenden Übungen sind einfache und praktische Methoden zur Bewusstseinserweiterung.

Übungen zur Stärkung des Kronen-Chakras

1. Übung

Der innere Beobachter: Suchen Sie sich eine Art inneren Beobachter. Das kann ein imaginäres Wesen sein, das aussieht wie ein Hüpfball mit Armen und Beinen, oder ein Knopf, den Sie an Ihrem Oberarm, auf der Stirn oder wo immer Sie ihn greifen können, befestigen. Übertragen Sie ihm die Aufgabe, sich immer dann bei Ihnen zu melden, wenn ein Verhaltensmuster oder ein Gedanke in Ihnen auftaucht, den Sie für Ihr künftiges Leben nicht mehr haben wollen, zum Beispiel wenn Sie schlecht über jemanden reden oder Sie überlegen, wie Sie jemanden austricksen können, sei es das Finanzamt oder ei-

nen Kollegen. Probieren Sie es aus. Innere Beobachter begleiten auf diesem Planeten bereits Millionen von Menschen und
leisten ihnen wertvolle Hilfe auf dem Weg zu mehr Erkenntnis
und einem zufriedeneren Leben.

2. Übung

Meditationen: Meditieren Sie, sooft es Ihre Zeit erlaubt, über
eine der Affirmationen am Ende dieses Kapitels, wie mit einer
Art Mantra (vorausgesetzt natürlich, Sie empfinden den Satz
als gut und richtig für Sie).

Ebenfalls erprobt ist folgende Meditation: Schließen Sie die
Augen und visualisieren Sie ein helles Licht über Ihrem Kronen-Chakra. Spüren Sie, wie dieses Licht das siebte Chakra mit
seinem Strahlen erfüllt. Dann wandert das Licht weiter in die
darunterliegenden Chakras. Verweilen Sie bei jedem einen
Augenblick.

Wenn Sie beim Stirn-Chakra angelangt sind, energetisieren
Sie es – laut ausgesprochen oder im Stillen mit folgenden
Worten: »Dieses Licht transformiert meine Sinneseindrücke,
meine Gedanken und mein Verständnis.«

Beim Kehl-Chakra sagen oder denken Sie: »Dieses Licht transformiert meine Sprache und wie Gesagtes bei mir ankommt.«

Beim Herz-Chakra und beim Solar-Chakra bitten Sie um
Transformation ihrer Gefühle, damit Trauer und Wut, Groll
und Angst sich in Toleranz, Mitgefühl und bedingungslose
Liebe wandeln.

Erreicht das Strahlen schließlich Ihr Sakral- und Wurzel-Cha-

179

kra, bitten Sie um Erlösung von rücksichtslosem Machtstreben und Ichbezogenheit, damit Sie künftig in Demut sagen können: »Dein Wille geschehe.«

3. Übung

Gebete: Beten Sie – zum Beispiel abends vor dem Einschlafen. Formulieren Sie einfach, wofür Sie an diesem Tag besonders dankbar sind. Dazu lassen Sie die Geschehnisse vor Ihrem inneren Auge vorbeiziehen. Ich weiß von einer Frau, die sich jeden Tag Kaffeebohnen in ihre rechte Hosentasche steckte. Wann immer ihr etwas Schönes oder Gutes auffiel – etwa eine Blüte, ein nettes Lächeln, ein freundliches Wort –, wanderte eine der Bohnen in die linke Hosentasche. Mit Hilfe dieser Bohnen versuchte sie, sich dann am Ende des Tages die schönen Ereignisse ins Gedächtnis zurückzurufen. Mit der Zeit blieben die positiven Eindrücke von allein haften, kehrten blitzschnell ins Gedächtnis zurück und machten den Einsatz der Kaffeebohnen entbehrlich.

Dass Gebete auch unsere Gesundheit positiv beeinflussen, ist durch Untersuchungen erwiesen. Ihnen zufolge profitieren vor allem Organe wie Leber, Niere und Herz und das Kreislaufsystem davon.

Eine Erklärung dafür könnte sein, dass es die Kraft der positiven Worte ist, die unseren Wasserhaushalt beeinflusst, wie es der Japaner Masuro Emoto in seinen Büchern darstellt.

Darin beschreibt er unter anderem, wie eine Wasserprobe aus dem Fujiwara-Stausee in Japan eine völlig ungeordnete Struktur aufwies. Nachdem ein Priester des Jyuhoun Tempels über eine Stunde an diesem Gewässer gebetet hatte, zeigte die nächste Probe eine klare, sechseckige Kristallstruktur. Bei einer anderen Probe tauchte sogar ein Kristall auf, der Emoto bis zu diesem Zeitpunkt noch nie begegnet war: siebenseitig und goldschimmernd. Es heißt also nicht umsonst, dass Gebete Wunder wirken können.

Affirmationen für das Kronen-Chakra

- »Ich bin ein Teil des Lichts und mit allem verbunden.«
- »Ich löse mich von allen alten Mustern, die mir im Weg stehen.«
- »Ich spüre, wie eine Quelle des Lichts mich nährt und mir Kraft gibt.«
- »Ich weiß, dass alles, was mir widerfährt, meiner Erkenntnis dient.«
- »Ich vertraue auf die Hilfe des Universums.« (Vorsicht: Auch die Verwendung eines Wortes wie Universum gründet auf einer Überzeugung.)
- »Ich öffne mich dem Strom der höheren Weisheit und der Heilung.«

Statt eines Nachworts

*Ein Geschenk für gute Freunde –
und für Sie selbst*

Haben Sie bereits alle Schüsseln im Schrank? Dann können Sie auf eine Tupperware-Party bestimmt verzichten. Und wenn Ihnen nicht danach ist, halb nackt zwischen Freundinnen herumzuhüpfen, kommt vermutlich auch keine Dessous-Party in Frage.

Nichts gegen diese geselligen Treffen, die für viele ein guter Aufhänger sind, Freunde einzuladen. Nach Lektüre dieses Buches haben Sie aber die Möglichkeit, Menschen, die Ihnen besonders nahestehen, für ein paar Stunden auf ganz besondere Art zu verwöhnen: Schenken Sie ihnen Erholung vom Alltagsstress – ein Präsent, das heutzutage von unschätzbarem Wert ist.

Auf die Gästeliste sollten Sie vor allem Freunde setzen, die bereits wissen, dass Sie sich für feinstoffliche Energien interessieren, vielleicht sogar ein wenig neugierig sind. (Das erspart Ihnen stundenlange Diskussionen über Sinn und Zweck der Übungen oder Fragen wie: »An so einen Quatsch glaubst du?«) Lieber eine kleine, feine Runde, in der sich die Interessen ergänzen, als ein Massenevent, bei dem einige Anwesende wie Blinde von der Farbe reden.

Einigen Sie sich mit Freunden auf einen Termin, der allen passt.

Vergessen Sie nicht zu erwähnen, dass bequeme Kleidung für die Übungen von Vorteil ist.

Bereiten Sie in Ruhe alles Nötige vor: Der Raum sollte gemütlich, aber nicht überladen sein und genug Platz für die Übungen bieten, die Sie mit Ihren Freunden machen wollen.

Lüften Sie ihn gründlich, damit ausreichend Sauerstoff zur Verfügung steht.

Sorgen Sie für angenehmes Licht, zum Beispiel mit Kerzen. Allerdings darf es nicht zu schummrig sein. Schließlich sollen Ihre Gäste nicht schon bei der ersten Übung ins Reich der Träume hinübergleiten.

Stellen Sie Sitzgelegenheiten am besten im Kreis auf (warum, erfahren Sie noch). Es ist übrigens ein Ammenmärchen, man könne nur zu ebener Erde meditieren. Tatsache ist, dass die meisten Meditationsübungen aus Asien stammen, wo man traditionsgemäß auf Kissen hockt, weil über Jahrtausende hinweg nur die Reichen über Sitzmöbel verfügten. Ein bequemer Stuhl oder Sessel ist bestens geeignet und schont die Gelenke, die im fortgeschrittenen Alter nur noch selten Lust auf Bodenakrobatik verspüren.

Stellen Sie für zwischendurch ein paar Erfrischungen bereit. Ideal sind Wasser und Tee – Wasser, weil es die beiden Hälften des Gehirns vernetzt, das auf diese Weise optimale Leistungen erzielt, und außerdem den Ausscheidungsprozess unterstützt, der durch die körperlichen Übungen in Gang gesetzt wird. Ob Sie Kräutertees oder grünem Tee den Vorzug geben, ist Geschmackssache. Ich persönlich habe beides im Angebot, da eine Tasse grüner Tee die Lebensgeister weckt. Und das ist erfahrungsgemäß nötig, wenn das Treffen nach der Arbeit stattfindet.

Als wenig segensreich haben sich alkoholische Getränke erwiesen, da sie sich ungünstig auf die Konzentrationsfähigkeit auswirken und uns darüber hinaus von jenen Energien abkoppeln, die wir zur Stärkung der Chakras brauchen.

Auch eine kleine Stärkung tut gut – etwa Studentenfutter, also eine Mischung aus Rosinen und Nüssen, oder kleine Blätterteigtaschen, Gebäck oder Ähnliches, damit der Blutzuckerspiegel nicht absinkt.

Überlegen Sie sich im Vorfeld, welche Übungen Sie Ihren Freunden zum Geschenk machen. Es empfiehlt sich, dass Sie die auswählen, die Sie selbst bereits perfekt beherrschen. Denn nichts wirkt weniger überzeugend als ein »Lehrer«, der ständig in seinen Unterlagen blättern muss.

Es hat sich erprobt, mit einer Entspannungsübung anzufangen. Das kann die »Übung der zwanzig verbundenen Atemzüge« (siehe Seite 122) sein. Bitten Sie Ihre Gäste, die Augen zu schließen, und entführen Sie sie dann auf die Kundalini-Reise.

Sprechen Sie die Anweisungen langsam und deutlich, wiederholen Sie jedes Chakra ruhig zwei- bis dreimal. Schließlich ist noch kein Meister vom Himmel gefallen. Vielleicht erinnern Sie sich ja auch noch an Ihre Anfangsschwierigkeiten beim Visualisieren der Farben.

Am besten versuchen Sie, sich in Ihre Gäste hineinzuversetzen. Fühlen sich alle wohl, oder geht es dem einen oder anderen zu schnell? Gehen Sie auf die Bedürfnisse der Geladenen ein. Sie sollen sich entspannen, und dazu passt nun

mal nicht, wie ein gehetztes Reh durch die Farbpalette zu
hecheln.

Im Anschluss daran folgen die körperlichen Übungen. Auch
hier sollten Sie nur solche anbieten, von denen Sie selbst
überzeugt sind.

Stellen Sie sich möglichst auf das schwächste Glied der Kette
ein. Jemand mit Gleichgewichtsproblemen dürfte wenig
Freude an einer besonders schwungvollen Übung haben. Und
mit diesem Buch haben Sie ja jede Menge Alternativen zur
Verfügung. Wirksam sind sie alle – und nur darauf kommt es
an.

Sie werden sehen: Eine solche Einladung macht Spaß – vor
allem, wenn Ihre Gäste zunehmend entspannter werden und
ihre Augen immer mehr strahlen. Gibt es ein schöneres Geschenk für den Gastgeber?

Möglicherweise ergibt sich aus einem solchen Treffen auch
eine Art Arbeitskreis, denn Übungen machen zu mehreren
einfach mehr Spaß. Nicht umsonst boomen Aerobicstudios,
obwohl jeder Teilnehmer nach den ersten Anleitungen auch
für sich allein zu Hause herumhüpfen könnte. Vor allem aber
steigt der Energiepegel, wenn ein paar Gleichgesinnte zu-
sammenkommen, wie Messungen ergeben haben. Interessant
dabei war vor allem, dass eine kreisförmige Sitzordnung das
Niveau ansteigen ließ – vorausgesetzt, die Teilnehmer fassten
sich *nicht* an den Händen. Dabei sank nämlich der Energiepegel auf das Niveau des schwächsten Mitglieds der Runde.

Wir haben das in unserem Arbeitskreis getestet und haben
die gleiche Erfahrung gemacht. Wie erklärt sich dieses Phänomen? Ganz einfach. Die meisten Menschen sind mit Em-

pathie, also Mitgefühl, ausgestattet. Das heißt, wir spüren, wenn es jemand anderem schlechter geht als uns, und es überträgt sich auf uns. Wir alle kennen das aus dem Alltag. Je positiver die Ausstrahlung unseres Gegenübers ist, desto lieber umarmen wir ihn. Wirkt er depressiv, übellaunig oder gar finster, machen wir möglichst einen großen Bogen um ihn. Denn nur wenige Menschen sind so gefestigt und ruhen in sich, dass ihnen negative Schwingungen von außen nichts anhaben können. Deshalb bin ich auch ein großer Fan der Pyramidenübung von Seite 95. Sie sorgt dafür, dass wir so dicht wie möglich bei uns sind und bleiben, und ist der perfekte Schutz gegen negative Emotionen anderer oder gar Anfeindungen. Schließlich können wir nur dann anderen helfen, wenn wir so voller Kraft und Freude sind, dass wir geradezu ansteckend wirken. Heilen bedeutet, die Energie des anderen zu erhöhen, nicht, sich auf dessen Niveau hinunterziehen zu lassen. Dann werden auch Ihre Energie-Abende zu einem vollen Erfolg!

Kellyna Campell

Die neun
inneren Juwelen

Die Seele durch Chakra-Übungen stärken

Kellyna Campell hat eine neue Meditationstechnik entwickelt, basierend auf dem Energiesystem des menschlichen Körpers. Darin sind Bewegung, Energiearbeit mit Edelsteinen und Farben sowie Atem- und geführte Entspannungsübungen mit eingeschlossen. Ein spannendes Schritt-für-Schritt-Programm, mit dem hinderliche Blockaden dauerhaft gelöst werden können und an dessen Ende die persönliche Lebensaufgabe klar zutage tritt.

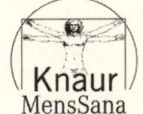

Knaur
MensSana

Lilo Traun

Chakra-Balance

Die 7 Kraftzentren harmonisieren
für mehr Gesundheit und Wohlbefinden

Mehr Gesundheit, Energie und Lebensfreude – Chakra-Balance zeigt, wie Sie Ihre sieben Kraftzentren, die sogenannten Chakras, ins Gleichgewicht bringen. Die Chakras beeinflussen die Organfunktion und den Hormonhaushalt, aber auch Gefühle, Gedanken und Stimmungen. Nur, wenn sich die Kraftzentren in Balance befinden, fühlen wir uns gesund, vital und ausgeglichen.

Mit diesem Buch können Sie den eigenen Chakra-Typ bestimmen und Ihr individuelles Chakra-Wellness-Programm zusammenstellen: Bäder, Massagen, Atemübungen, Farbtherapie, Heiltees, Aromaöle und Bachblüten sind ideal, um unsere Kraftzentren und somit Körper und Seele auf sanfte Weise anzuregen.

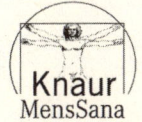

Knaur
MensSana